趣味活百岁

"脑心同治"理论的临证感悟

主编／赵步长　伍海勤　张艳

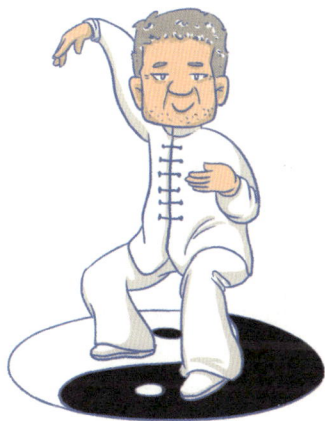

中国健康传媒集团
中国医药科技出版社

图书在版编目（CIP）数据

趣味活百岁：脑心同治理论的临证感悟 / 赵步长，
伍海勤，张艳主编 . — 北京：中国医药科技出版社，
2024.10. — ISBN 978-7-5214-4864-1

Ⅰ . R54；R743

中国国家版本馆 CIP 数据核字第 2024A3D740 号

美术编辑 陈君杞
版式设计 也 在

出版　**中国健康传媒集团** | 中国医药科技出版社
地址　北京市海淀区文慧园北路甲 22 号
邮编　100082
电话　发行：010-62227427　邮购：010-62236938
网址　www.cmstp.com
规格　880×1230mm $^1/_{32}$
印张　7 $^7/_8$
字数　127 千字
版次　2024 年 10 月第 1 版
印次　2024 年 10 月第 1 次印刷
印刷　天津市银博印刷集团有限公司
经销　全国各地新华书店
书号　ISBN 978-7-5214-4864-1
定价　**36.00 元**

获取新书信息、投稿、
为图书纠错，请扫码
联系我们。

内容提要

　　本书全面探讨了心脑血管疾病的预防与调治，深入解析了"脑心同治"理论及其实践应用。书里指出，心脑血管疾病在生理和病理上紧密相连，因此需采取同防同治的策略。本书强调了识别疾病先兆的重要性，提醒人们关注体重、血压、血脂和血糖等关键指标，同时指出良好睡眠和情志舒畅对心脑血管健康的裨益。

　　在防治方法上，本书提出了一系列综合措施，包括改善生活方式、情绪管理、药物治疗和手术治疗等。其中，合理膳食、规律作息、适当运动被强调为预防心脑血管疾病的基础。此外，本书还介绍了太极拳、八段锦等运动方式以及中医养生和传统疗法在心脑血管疾病防治中的应用。

　　本书特别关注了动脉硬化及其相关疾病的防治。同时，本书还强调了"脑心同治"理论在临床实践中的应用，为多种心脑血管疾病的调治提供了指导。

　　本书为读者提供了全面而深入的心脑血管保健知识，强调了"脑心同治""预防为主"的理念，提倡综合施策，从多个方面维护心脑血管健康。通过坚持健康的生活方式、科学的治疗方法以及中医养生和传统疗法的应用，我们可以有效预防心脑血管疾病的发生，提高生活质量，享受更长久的生命。

编委会

在医学的广袤领域中，对脑与心这两个至关重要的器官的研究与理解，始终是人类健康探索的核心课题。人的一生，从呱呱坠地到白发苍苍，大脑和心脏始终扮演着至关重要的角色。大脑，是思维的源泉，情感的港湾，记忆的仓库，控制着行为和感知；而心脏，则是生命的动力泵，它日夜不停地跳动，将生命的活力输送到身体的每一个角落。脑与心，相辅相成，缺一不可，它们的健康直接关系到生活质量，甚至生命的长度。无数的临床实例说明了"脑心同治"理念在人们健康与长寿中发挥了重要作用。本书旨在深入探讨"人活百岁不是梦"与"脑心同治"之间的紧密关系，将从现代医学的角度，剖析脑心疾病的发病机制、相互影响以及综合治疗的策略。同时，本书内容涵盖"脑心同治"的理念、应用及心脑血管疾病的预防、治疗、保健、康复等，也将关注生活方式、心理健康、环境因素等对脑心健康的影响。为读者提供全方位、多角度的健康指南。

当翻开这本书时，仿佛开启了一扇通向健康奥秘的大门。本书既是一本"脑心同治"理论的心脑血管疾病防治经典和临床实战之书，也是一本与生活贴合、发蒙解惑的趣味科普之书。它以通俗易懂的语言、生动形象的案例，深入浅出地为读者剖析了"脑心同治"的科学原理和实践方法。无论是专业的医疗工作者，还是普通的大众读者，都能在书中找到有价值的信息和启示。

期望通过这本书，让更多的人了解到"脑心同治"并非是一个遥不可及的医学概念，而是与每个人的生活息息相关的健康指南。

让我们携手共进，以科学的力量和知识的光芒，照亮"脑心同治"的道路，为实现全民健康的伟大目标贡献一份力量。

2024 年 8 月

20世纪60年代，我与伍海勤教授响应号召前往新疆阿勒泰支边。在支边的过程中我们响应毛主席"西学中"的号召，了解到中医学提出的"脑心相通"理论。

改革开放后，人们生活水平开始提高，心脑血管病例随之增多，在大量的临床病例观察中发现，"脑心同治"理论对于疾病的治疗有着重要的意义，在这个过程中，经过反复试验，我与伍海勤教授、赵涛博士慢慢摸索出了"脑心同治"理论。随后，我们成功研制出脑心通胶囊，其临床治疗效果显著，深受广大百姓的信赖与好评。回首历程，每一步都凝聚着我们的心血与汗水，也是对中医智慧与现代医学融合的深刻实践。

"脑心同治"理论的发展并非一蹴而就，它历经"萌芽期""发展期""成熟期"及"提高期"，不断完善。其扎根于中医"脑心同源""脑心同病""异病同治"的深厚土壤，脑心同源，共主神明，精血髓互生互化，共同影响心脑血管的健康。脑心共同病理基础可概括为"脉""血""气""瘀""塞"。"人过四十，阴气自半"，人在四十岁之后，气血亏虚，易形成瘀血、梗塞，导致脑心供血不足，引发病理反应。现代医学也证实，动脉粥样硬化是心脑血管疾病发病的基础，与脑心血管狭窄疾病的发生具有相关性。

"脑心同治"理论强调脑心疾病应遵循"同治同防"原则，以"补气""化瘀""通脉"之法，让心脑血管血流通畅，实现血管健康长寿。

在这本精心撰写的书中，我们将深入浅出地为您解读"脑心同治"的基础理论，揭开复杂生理机制与病理变化的神秘面纱。同时，通过一个个生动真实的临床案例，让您亲身感受这一理念所创造的生命奇迹。

在科技腾飞的时代，医学发展迎来了无限可能。让我们紧握"脑心同治"这把健康之钥，不断探索实践，为人类的健康长寿梦想奋力前行。希望这本书可以为研究者和临床工作者及广大的老百姓提供一些参考，共同推动"脑心同治"理念的蓬勃发展，为人类的健康福祉铸就辉煌篇章！

2024 年 8 月

目 录

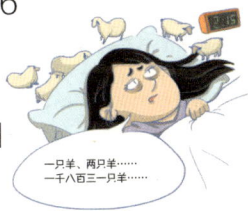

第三章

"脑心同病" 怎样防治

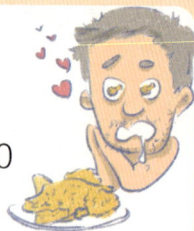

第四章　"脑心同治"理论如何应用

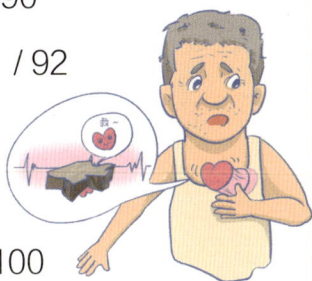

第五章

"脑心同治" 理论临床调治

一、冠心病心绞痛

二、心肌梗死

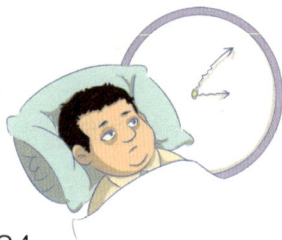

三、心脏支架

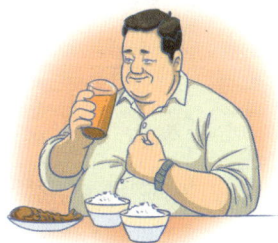

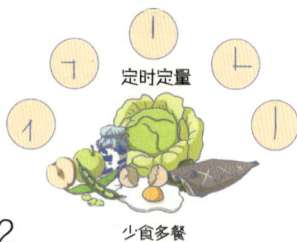

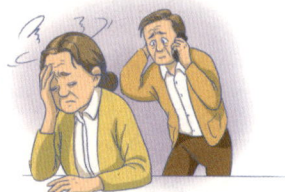

定时定量

少食多餐

第六章

"脑心同治"秘诀

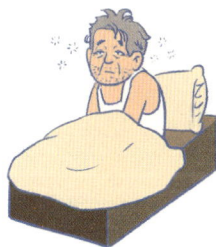

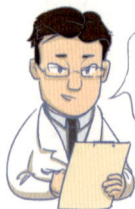

多吃各种粗粮、杂粮；
多吃各种新鲜蔬菜和水果；
经常食用大豆与豆制品；
适当食用畜、禽、鱼等
肉制品及鸡蛋。

第一章

如何认识"脑心同治"

为什么要"脑心同治"

为何心脑常常同病

年纪与心脏问题有关系吗

情绪会导致心脏病吗

暴饮暴食会影响睡眠吗

……

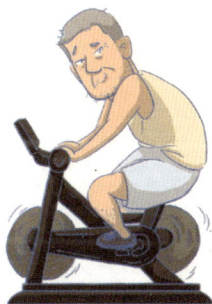

1

为什么要 "脑心同治"

随着社会的发展，人们的饮食结构和生活方式不断发生变化，心脑疾病的发病率也在逐渐增高。很多人发现，心血管和脑血管的疾病往往会在同一个患者身上发生。

杨先生今年 65 岁，和三五好友常聚在一起爬山、下棋、喝酒，除了血压不太稳定，需要靠降压药维持之外，平素身体也没什么大毛病。一天晚上，杨先生外出回家，和老伴拌了几句嘴后，只觉得头一跳一跳得疼，便拿出了几罐冰啤酒一饮而下，没多久便觉得胸口疼痛异常，憋闷难忍，喘不上气。

接诊的医生在问诊后，判断大概是急性心梗的发作，在得知杨先生有高血压病史和头痛症状之后，认为这极有可能祸及脑部血管，于是医生同时开出了心脏和脑部两张检查单，为患者排出脑内暗藏的 "炸弹"。

果不其然，杨先生患有急性下壁心肌梗死，脑部检查结果还显示了基底动脉瘤。所幸尚未出现严重脑部症状时，这颗"不定时炸弹"就已被发现。这两种疾病都极为凶险，好在就医及时，心血管科与神经科的大夫会诊之后达成了"脑心同治"的共识，积极治疗之后，杨先生恢复良好。

随后，家属也提出了一直好奇的问题，为什么大夫会在诊断心血管疾病时高度怀疑脑血管疾病呢？原来啊，患心血管疾病的患者在临床中有很大一部分都会合并脑血管问题，而且脑血管疾病比较隐匿，但哪怕一次小小的情绪波动，都有可能威胁生命。心血管和脑血管的病变都有着共同的生理基础，所以有着共同的治疗原则，这正是"脑心同治"的现代理论依据。

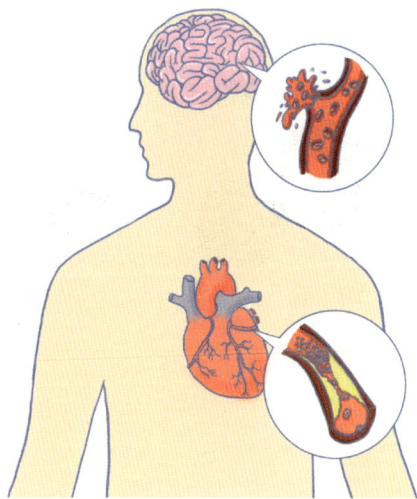

2

为何心脑常常同病

　　无独有偶，王先生也发生了一件不思其解的事。王先生是名 28 岁的程序员，平素工作繁忙，作息和饮食都不规律，由于工作压力较大，王先生平日里少有时间锻炼，最近总觉得头晕，但只当是没休息好造成的。

　　春节期间王先生回到老家，某天突然晕倒，可把他的父母吓坏了，急忙将其送到医院。神经内科的医生在了解了王先生头晕、晕倒等类似卒中的症状，和

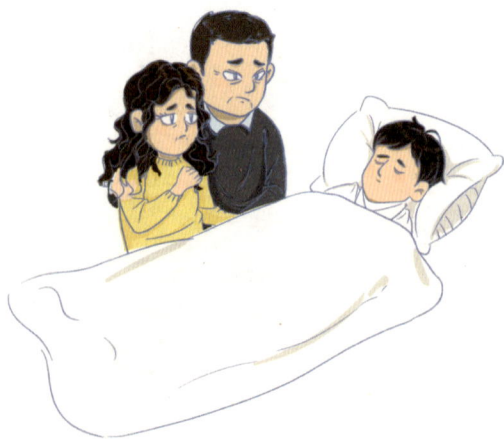

平素工作的状态之后，陷入了疑虑，觉得这不是简单的卒中，于是邀请了心血管科的专家前来会诊。检查结果显示，王先生的颅脑内多发小梗死病灶，但卒中发病人群主要集中在中老年，而王先生很年轻，这显然不合常理。经过心脏超声和心电图的进一步检查，发现王先生的左心房内有一黏液瘤。两科医生讨论后，决定脑病与心病同治。

事后，王先生的父母也向医生询问，明明是脑部的症状，为什么会有心脏的问题呢？对此医生解释道，由于高血压、高血脂、血管硬化等原因引起的周围性卒中很常见，由于心脏原因引发的心源性卒中也十分常见。对于王先生来说，由于心脏的黏液瘤诱发的微血栓脱落后随着血液运行到颅脑，所以才导致了头晕和晕倒。所以"脑心同治"的理论在临床中愈发应用广泛。

心和脑虽然是不同的部位，但其实二者是息息相关的，常常同病。如果将血液的流动比作汽车开在平坦的马路上，那么心脏就是最重要的燃料库，脑部就相当于动力系统，二者协作配合才能保障运行通畅。所以对于心脑血管疾病来说，专病专治远远不够。"心脑同治"也符合中医学整体观念中的形神一体观和五脏一体观。

3

年纪与心脏问题有关系吗

答案是：年龄与心脏问题有关系。

刘大爷如今七十多岁，以前喜欢热闹，晚饭后总是到广场上做做运动，扭扭秧歌。可是，随着年龄越来越大，身体越来越不如以前了，自己扭秧歌的时候，没等扭几圈就感觉心慌，喘不上气。但刘大爷却不去

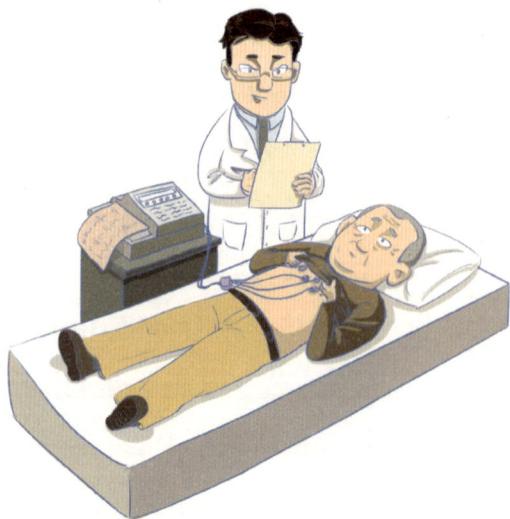

医院检查，认为是活动累的，丝毫不在意。近几周，刘大爷发现自己平时安静待着，也会出现心慌气短。于是家里全体动员，说服他去医院就诊。

医生仔细检查后发现，刘大爷的病情已经发展为房颤了。刘大爷非常不解，询问医生：我以前什么病都没有，怎么会得房颤呢？医生告诉刘大爷：年纪大了，身体功能就会衰退了。人就像一个机器，使用年头越久，零件就越旧，功能性就越弱。中医学常说气

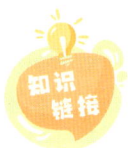

知识链接

房颤是一种常见的心律失常，正常的心脏是有规律地跳动，但房颤患者的心房颤动次数可大于 300 次 / 分，而且跳动绝对没有规律。房颤会显著增加卒中、心衰、死亡的风险，严重影响患者的生活质量，但是通过合理的治疗和生活方式的改变，例如限酒，控制血压，减少咖啡因摄入，控制体重，可以有效控制病情，延缓疾病的进展。所以，我们绝对不能讳疾忌医，不予重视。定期体检和接受医生的指导尤为重要，早期发现和干预能够提高治疗效果。

血是人体生命之源，气就像机器里的发电机，血就是电流，机器用得太久，电机发电的动力越弱，电流也就越小，零件就不能正常工作。人也是这样，年纪大了，气不足以支撑血的运行，器官不能得到足够的养料，就不好好工作了。

医生为刘大爷制定了详细的治疗方案。他需要每天按时服用药物，这些药物有助于控制心率，预防血栓形成造成血管堵塞。医生还建议他进行适度的锻炼，但运动时间不能太长。

4

情绪会导致心脏病吗

明明是一个四年级的小学生，他很聪明却不愿学习，每次写作业都不认真，让父母非常头疼，可父母都是很负责的人，所以每次明明写作业的时候家里都会发生"大战"。这天，妈妈按照老师布置的任务教明明数学题，可明明心思却不在学习上，动动这个，玩玩那个，一页作业做好几个小时，妈妈很生气，正在

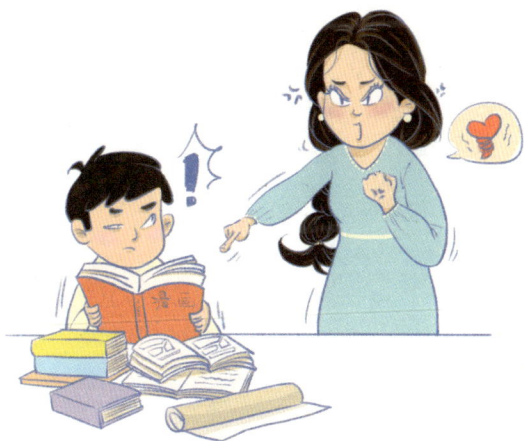

批评教育明明的时候，突然觉得胸口疼，爸爸发现情况不对，急忙把妈妈送到医院。

医生了解到妈妈是生气后出现的胸口疼，解释说：妈妈以前就有心绞痛，这次复发是因为郁怒伤肝影响了气机调畅的功能。"生气"顾名思义是气多了，但不能依靠肝的调畅功能排泄掉，只能堵在心口。心连接血管，气堵在心口也就把血堵住了，血不通畅了，心脏就会因缺血而疼痛。随后给妈妈对症治疗。明明听后很愧疚，下定决心以后好好学习，再也不惹妈妈生气了。

5

暴饮暴食会影响睡眠吗

小丽爱好美食，每次觉得累了都会吃东西，最近因为升职压力很大，每天都有忙不完的工作，所以哪怕时间已经很晚了，也会大量进食把肚子填满。近期她发现自己晚上睡不着，偶尔还会头晕，担心影响工作，遂到医院就诊。

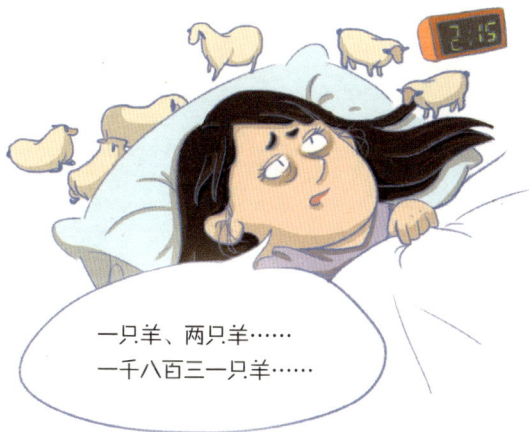

　　小丽问医生，自己是因为压力太大才会失眠、头晕吗？医生询问她最近的生活习惯，对她说：压力过大是一方面；在特别劳累的情况下还暴饮暴食损伤了脾胃功能是另一方面。

　　脾胃是把食物转化成营养的，也是运化水液的。但现在脾胃损伤了，营养和水液都运化不出去，心和脑得不到营养支持，无法调控精神，就会失眠。此外，水谷不化，聚在一起还会形成体内的痰湿。最后医生对症治疗，并且叮嘱小丽不要太劳累，慢慢调整饮食习惯。

6

心脑万病之源是什么

经常会有人提出疑问，为什么心血管疾病的患者容易并发脑血管疾病？而脑血管疾病的患者也容易并发心血管疾病呢？这二者之间是有什么共同的诱因吗？

"大夫，我父亲为什么会得脑梗死啊？"李先生问道。

"您父亲之前因为心肌梗死做过支架对吧？还有高脂血症。"张医生回复说。

"是的，但是手术过后我们很注意，没想到会出现脑梗死，这是什么原因啊？"

了解到李先生的疑虑，张医生解释说："其实心肌梗死的患者很容易并发脑血管疾病，尤其是脑梗死。心脑是不分家的，看似是不同的器官，但绝不是各自为政。"

"医生，您能再详细解释一下吗？"

如何预防动脉粥样硬化的发生

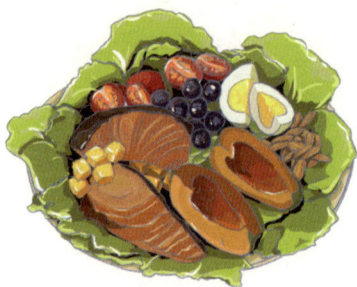

控制饮食

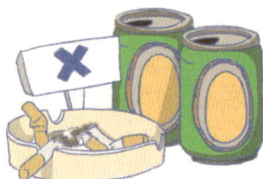

戒烟限酒

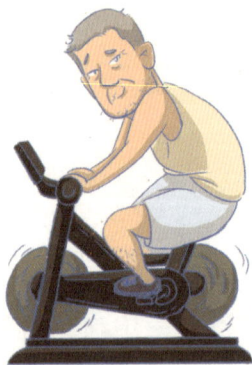

加强锻炼

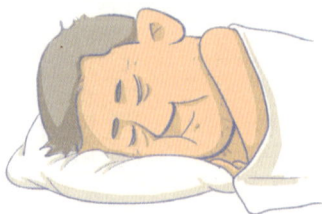

保证睡眠质量

　　"其实呢，心脑血管疾病的最大诱因就是供血不足，而一些患者由于工作或是生活原因，患有高脂血症、高血压、糖尿病等慢性基础疾病多年，正是这些疾病，导致患者容易出现动脉粥样硬化。"

　　"我父亲年轻时候饮食就不是很健康，喜欢吃大鱼大肉，现在年纪大了我们更不限制他，没想到这却是他生病的罪魁祸首。"李先生皱着眉说。

　　"粥样硬化，可以想象就是沉积在血管壁上的脂质像粥一样附着。原本血管像高速公路一样通畅，突然有一个障碍物堵塞了一半的车道，这车流就拥堵了。"张医生打了个恰当的比喻。

　　"所以正是由于动脉粥样硬化，使血管堵塞，导致供血不足，我父亲才有了这样的病。"李先生恍然大悟。

　　"没错，从中医理论来说，气血畅通是人体健康的基础，气、血、津液充盈健旺，脏腑的生理功能才能正常。当气血不和之时，气虚无力推动血液的运行，就会导致供血不足，最终造成心脑血管疾病的发生。所以说，供血不足是心脑血管疾病的根源！"张医生补充道。

　　"明白了医生，真是谢谢您！我以后一定会监督父亲健康饮食、合理作息、不吃高油高盐的食物！"李先生说到。

这个病例清楚地解释了心脑血管疾病的常见诱因——供血不足。心脑之间有着互为因果、彼此牵绊的密切关系，所以二者之间常常共同防治，并称为"脑心同治"。

第二章

"脑心同治"的日常调理

动脉硬化就是心脑血管疾病的祸根吗

"脑心同病"就是心脑缺血吗

为什么说颈动脉是冠心病的窗口呢

动脉硬化也是"脑心同病"的表现吗

冠状动脉硬化与脑动脉硬化,谁硬化更早

......

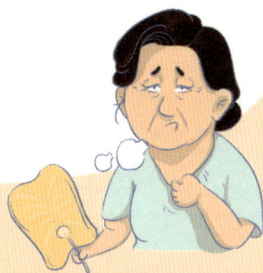

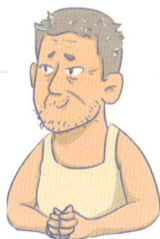

　　住在 502 的张大爷是 6 号楼的楼长，为人古道热肠，与邻里相处得十分融洽，谁家有点什么事都愿意跟他说说，因此张大爷对楼里的大事小情都了如指掌。作为楼长，邻里和睦相处他感到十分骄傲。张大爷隔壁 501 住着一位三甲医院的孙医生，平时身体健康方面的小问题张大爷都会请教孙医生，而孙医生好客热情，总是热心解答张大爷提出的各种问题。日子就在这种友好互往的气氛中静好地度过。

1

动脉硬化就是
心脑血管疾病的祸根吗

最近张大爷听说住在 701 的李大爷得了脑梗，好在发现及时，送到医院后经过一系列治疗出院了，除了双腿没劲儿倒是没什么别的后遗症。李大爷说他以前有冠心病，这次不知怎么得的脑梗，医生说他这是"动脉硬化"导致的。

热心的张大爷忙去跟孙医生打听："动脉硬化就是心脑血管疾病的祸根吗？"

孙医生回答说："是的。动脉硬化（有斑块称动脉粥样硬化）是一种伴有血脂代谢紊乱、内皮损伤及血管炎症反应的慢性动脉疾病。举个例子，动脉就像铁制的水管，水管内壁出现了破损，流淌在管中的脏水会侵蚀破损的部位，造成生锈，越来越多的东西堆积在那，形成"斑块"。如果"斑块"破裂或者继续增大，最终会把水管堵住，这就是大多数急性心脑血管疾病发生的主要原因。心脑血管病的主要病因就是动脉硬化，临床上常见的有冠状动脉粥样硬化和脑动脉粥样硬化，它们组成了心脑血管病的本质，表现在疾病上就是我们常说的冠心病（心绞痛、心肌梗死）、脑卒中（脑梗死、脑出血）等。如果没有动脉粥样硬化，那么上述疾病发生的概率很小，因此我们可以将动脉硬化总结为心脑血管病的祸根。"

动脉粥样硬化是怎样形成的

吸烟、高血压、高血糖、高血脂可促进低密度脂蛋白胆固醇（LDL-C）进入血管内膜加重内皮损伤

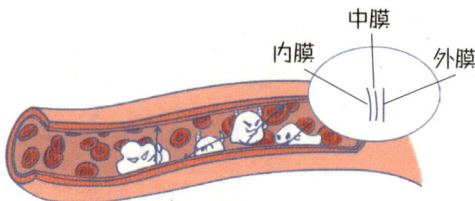

巨噬细胞吞噬被修饰的LDL-C形成泡沫细胞在内皮破损处堆积形成最早的粥样硬化病变——脂质条纹

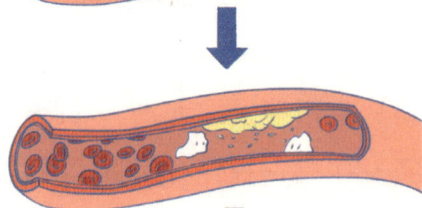

在一些细胞生长因子和促炎介质的作用下纤维帽逐渐形成，结合脂质分子构成动脉硬化斑块可向中膜扩展，破坏管壁同时可有纤维结缔组织增生、变性坏死等继发病变

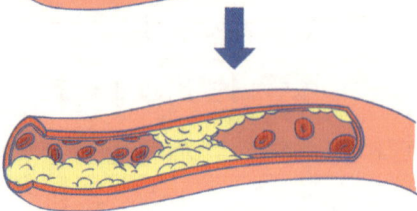

2

"脑心同病"就是心脑缺血吗

张大爷最近从电视里听说了一个新词——"脑心同病",感觉挺有意思,就特意来问问孙医生到底是什么意思:"这个'脑心同病'就是缺血吗?"

孙医生笑道:"脑心同病"一般指的是中医学所说的中风、胸痹等。中风一般表现为突然昏倒,不省人事,半身不遂,口眼歪斜等。胸痹一般表现为胸闷胸

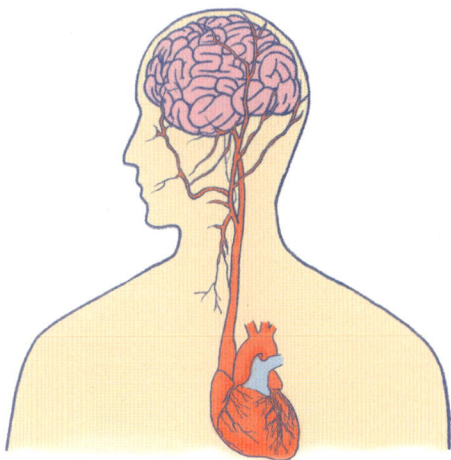

痛，有时连带后背疼痛，喘息不能平卧等。这两种病的根本原因都是气虚，没有足够的气推动血液运行，以至于瘀滞在脉管中形成瘀血，从而阻碍了正常血液的供应，脑和心都是如此就会产生缺血灶，这种情况下大脑和心脏就会缺血，形成西医学所说的 "心脑血管缺血性疾病"，例如脑梗死、心肌梗死等等。由此可见，"脑心同病" 的病因就是 "供血不足"，也就是我们常说的缺血。

3

为什么说颈动脉是
冠心病的窗口呢

楼下 402 的小刘刚到 40 岁，今年公司组织体检，体检报告说他有颈动脉硬化，提示心脏也有动脉硬化，小李不太懂，心里有点打鼓，就想找孙医生问问。正好遇到张大爷也在这聊天，张大爷也想问："为什么说颈动脉是冠心病的窗口呢？"

孙医生说："冠状动脉和颈动脉很像，都是像胶管一样的弹力动脉，可以同时发生动脉粥样硬化等慢性疾病。科学研究表明，颈动脉粥样硬化和冠心病关系密切。冠状动脉越狭窄，颈动脉就越可能发生硬化，而且冠状动脉的狭窄越严重，颈动脉的斑块性质越不稳定，主要以软斑和混合斑为主。因此临床医生经常用颈动脉硬化的严重程度作为判断和衡量冠状动脉狭窄严重程度的指标，因为这两者之间密切的关系，颈动脉硬化可以用于评估冠状动脉硬化情况，也可以预测心血管事件发生的危险性。简而言之，就是对于超声检查出颈动脉有粥样斑块的患者，特别是斑块面积大或有多发斑块的患者，其冠状动脉的检查也会显现出斑块、狭窄等情况，由此临床医生将颈动脉硬化称为冠心病的窗口，可以"透过"其对心脏病进行评估。

什么是冠心病

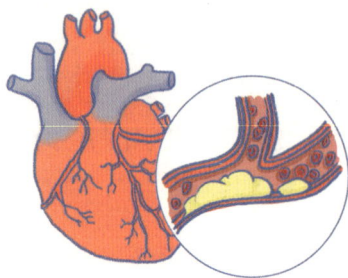

心脏的血管里长斑块，使血管腔狭窄甚至闭塞，导致心脏供血减少，引发心肌缺血、缺氧继而坏死，叫作冠心病，主要包括心绞痛和心肌梗死

心肌梗死就是斑块把血管完全堵了，心肌缺血坏死了

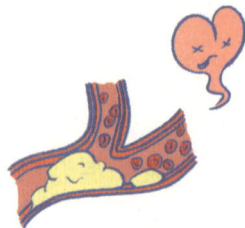

斑块是怎么形成的呢

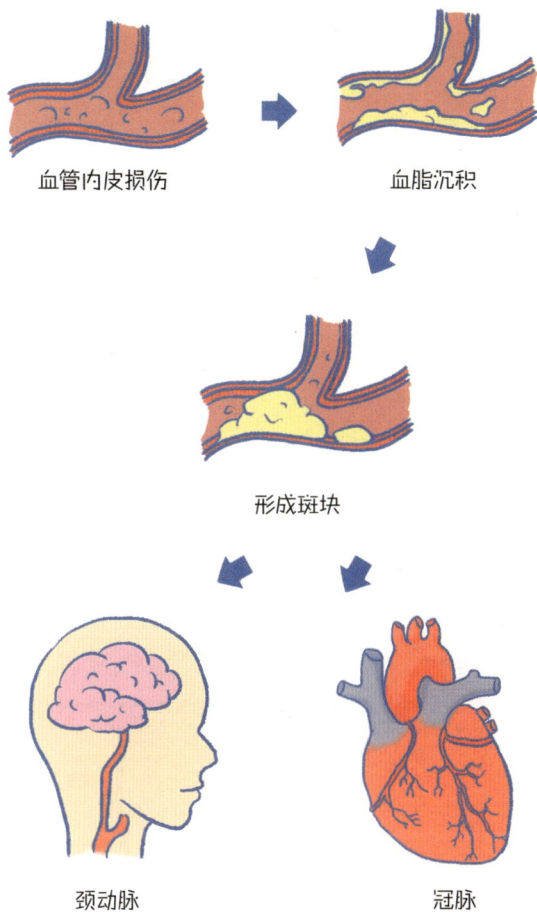

血管内皮损伤

血脂沉积

形成斑块

颈动脉

冠脉

4

动脉硬化也是
"脑心同病"的表现吗

　　听了孙医生的话，小刘明白了，张大爷却联想起之前谈过的"脑心同病"，于是又抛出一个问题："这个动脉硬化也是'脑心同病'的表现吗？"

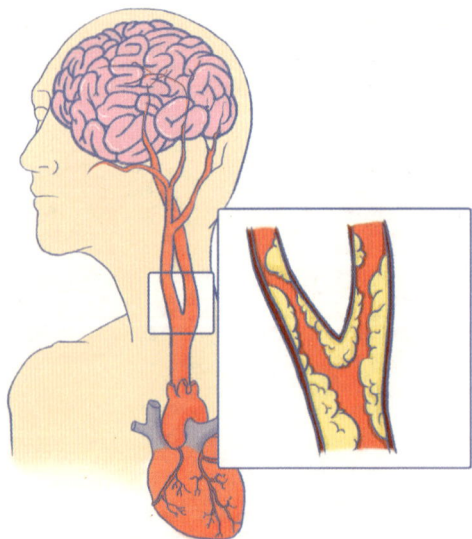

孙医生点了点头，说道："动脉硬化就像是内壁出现破损、生锈、甚至堵塞的铁制水管，由于血管遍布全身，当出现动脉硬化时，一般全身的动脉都会出现类似于铁制水管的改变，也就会累及我们身体里的心脏和大脑等重要脏器。可以想象，心脏和大脑中的血管像生锈的水管一样，血液中流淌着油脂，内壁上挂着斑斑锈迹，血液淤阻在脉道之中，心脏和大脑的供氧就会受到阻碍，引发缺血。动脉硬化的主要因素包括年龄、性别、血脂水平、血压水平、是否吸烟，或者患有糖尿病等，这些因素整体地影响个人的健康，它们会共同作用于身体的血液、血管中，因此动脉硬化就是'脑心同病'的具体体现"。

5

冠状动脉硬化与脑动脉硬化，
谁硬化更早

701 的李大爷和 402 的小刘都有动脉硬化，只不过不是一种，而且李大爷是先得了冠心病，最近才得的脑梗。张大爷很好奇是不是冠状动脉硬化都早于脑动脉硬化呢？

孙医生直夸张大爷想得很对：心脏血管的硬化确实早于脑部血管，因为脑病和心病这二者的发展过程是不同的，有研究发现，冠状动脉硬化甚至早于脑动脉硬化十年时间，所以病人更多有胸痛胸闷、心悸气喘的表现。这是因为冠状动脉和脑动脉本身形态就不同，导致冠状动脉更容易受到侵袭，更容易形成脂质斑块。另外由于大脑是由好几根血管共同供给同一部分，有的血管狭窄了别的血管还可以顶上，再加上我们身体自己也会努力清理堵塞的血管，所以大脑缺血不是很明显。心脏与大脑相对比，供血主要通过几根大血管，没法像大脑一样。因此当有血管堵了罢工时就会胸痛，更容易引起人们的重视。这就是冠状动脉硬化早于脑动脉硬化的主要原因。

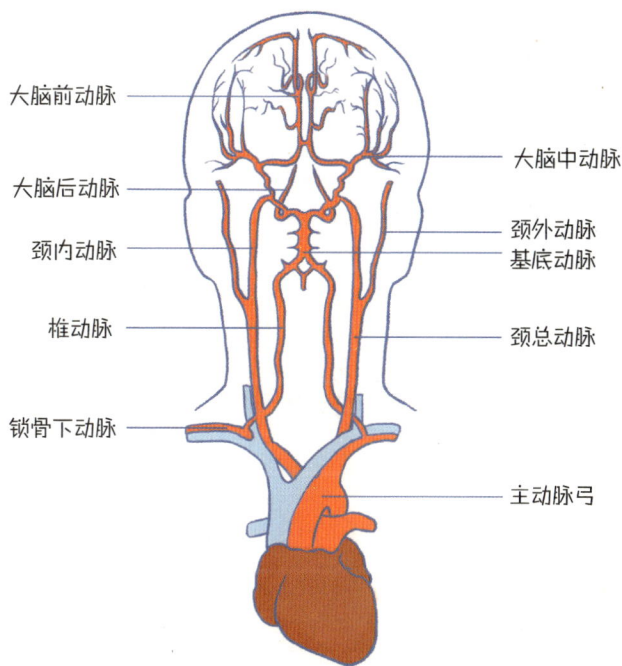

大脑前动脉

大脑后动脉

颈内动脉

椎动脉

锁骨下动脉

大脑中动脉

颈外动脉
基底动脉

颈总动脉

主动脉弓

6

脑梗死病人都有冠心病吗

　　想到 701 的李大爷先得冠心病再得脑梗死，这二者的关系孙医生也讲得很明白，都是由动脉硬化引起的，张大爷又提出一个问题："那脑梗死病人都有冠心病吗？"

　　孙医生回答："动脉硬化的危险因素一般包括两种，一种是不可控因素，例如年龄、性别、种族、家族史等等；另一种是可控制的因素，如吸烟、饮酒、高血压、糖尿病、高血脂、高尿酸等。这些危险因素的共同特点是都会在血管中跟随血液遍布全身，从而广泛地影响全身的血管，对动脉产生损伤，导致动脉硬化发生在全身各个角落。就像一杯水中滴入一滴红墨水，随着时间的推移，整杯水都会被红色占据，杯壁上也会残留红墨水的痕迹，所以一般动脉硬化的发生都是全身性的。因此当脑动脉出现硬化时，一般心脏的重要大血管冠状动脉也会同时出现硬化，也就是说，当病人出现脑梗时，其冠状动脉很可能已经有严重的硬化情况，甚至狭窄情况也很严重，随时有心脏病突发的可能。因此我们崇尚'心脑同治'，从统一整体方面治疗心脑血管疾病。"

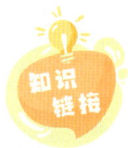

知识链接

引起动脉硬化的危险因素有很多，最重要的危险因素有高血压、高脂血症、糖尿病、吸烟等因素。

高血压　长期的高血压会使血管壁承受压力过大而造成血管内皮损伤，易造成脂质沉积，时间久了会形成动脉硬化。建议及时干预，积极控制血压，在医生指导下规范使用降压药物。

高脂血症　长期血脂升高会损害内皮细胞，低密度脂蛋白进入内皮细胞，时间久了会形成动脉粥样硬化。建议在医生指导下规范使用降脂药物，并注意饮食，减少脂类食物摄入。

糖尿病 ▶ 糖尿病会出现脂肪代谢异常，易损伤血管内皮，脂肪沉积在血管内壁形成斑块，时间久了会形成动脉硬化。建议在医生指导下规范使用二甲双胍、格列吡嗪等药物治疗，或注射胰岛素治疗。

吸烟 ▶ 香烟中的尼古丁、一氧化碳等有害物质会破坏血管内皮细胞，易造成脂质沉积，时间久了会形成动脉硬化。戒烟是预防动脉硬化和控制动脉硬化发展的重要措施。

7

植入支架的心脏还会出现动脉硬化吗

前几天住在 603 的周阿姨突发心梗，幸好发现及时，被"120"拉到医院植入了一个支架，病情才稳定下来。李大爷跟张大爷说，这个心梗也跟动脉硬化有关系，跟冠心病一样，都是偶尔胸痛胸闷不舒服。张大爷就想问："植入过支架的心脏还会动脉硬化吗？"李大爷说不出个子丑寅卯来，张大爷只好来问孙医生。

孙医生说张大爷这个问题问得好："植入支架一般就是用一根带有气球的管子穿进堵了的冠状动脉里，然后给气球充气撑开堵着的地方，气球外面裹着一层钢丝网就是支架，气球打开了钢丝网也就把血管撑开了，也不会缩回去，就让血管一直开放。动脉硬化一般说的是动脉粥样硬化，是各种原因对动脉内壁造成了反复的轻微损伤，这些损伤的地方就会形成厚厚的斑块，使血管发生堵塞。动脉硬化一般不会局限在一个位置，甚至一支血管，临床检查常见的是患者出现几支冠状动脉都有狭窄，虽然使用支架扩张开了血管，但血管中的动脉硬化情况并没有得到相应的处理，因此支架术后患者仍然有再次发病的可能。所以支架并不能彻底治好动脉硬化，咱们还是应该注意听医生的话好好吃药控制。"

心脏支架安装示意图

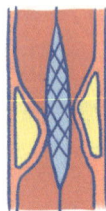

医生根据造影结果，准确地把支架球囊送达冠脉病变处

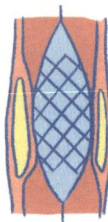

打开球囊的同时支架被撑起，血管狭窄处变宽了

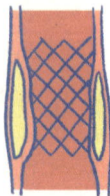

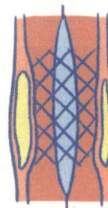

给球囊放气，支架保持撑开状态，撤出球囊

完成

8

有冠心病就一定有脑供血不足吗

　　周阿姨说她之前有一段时间偶尔就会犯头晕，去医院检查了头部 CT 也没发现大问题，医生说可能是脑供血不足引起的。可是周阿姨没得脑梗却得了心梗，也不知道有没有关系。

　　张大爷知道心梗属于冠心病，"有冠心病就一定有脑供血不足吗？"

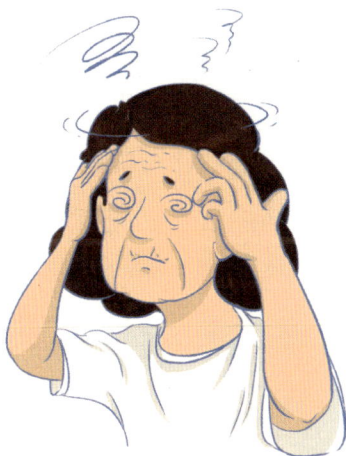

对此，孙医生回答："脑供血不足就是大脑某一块地区血液供应不足了，导致正常的大脑功能有障碍了，例如头晕这样的情况，一般都与脑动脉硬化有关系。主要的原因：①血管狭窄或者血管收缩，通过的血流减少，就会发生供血不足；②血压过低或心脏力量减弱，供给大脑的血流就会变少；③血液黏稠度高，血流缓慢等也可导致供血不足；④微小的血栓在微小动脉堵塞血管，出现局部供血不足。有很多中老年人经常反复出现头晕、头昏重、头痛的症状，而且还有心烦，耳鸣，急躁易怒，失眠多梦，记忆力减退，注意力不集中，健忘等情况发生，这些都是慢性脑供血不足的征兆。大脑的动脉硬化一般和心脏的动脉硬化同时发生。另外，患有冠心病时有可能心脏力量会减弱，就是上面提到的第二点，也会导致大脑无法接收到相应的血液供应。对于冠心病的患者，如果出现胸闷、气短、心悸的明显症状后，可能也会出现一定的头晕、头痛、周身乏力等脑供血不足的典型临床表现。所以，冠心病和脑供血不足常共同出现。"

知识链接

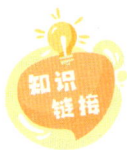

脑供血不足严格来讲并不是一个疾病，而是一组症状的俗称。主要是指各种原因引起的脑部血液供应不足，引起了轻度脑功能障碍。有脑供血不足症状的中老年人更容易发生老年痴呆症和脑梗死，需要及时处理。

1 头晕头痛

脑供血不足的一个典型症状就是头晕头痛。有的人也可能出现眩晕、视物不清甚至一过性失明，或是突然出现耳鸣、听力减退等现象。

2 失眠

脑供血不足的人，睡眠质量非常差，可能会出现失眠、易醒、多梦等问题。但也有些人会嗜睡。

3 记忆力减退

脑供血不足会引起大脑缺血缺氧，使脑实质发生广泛弥漫性病变，可能导致记忆力减退，甚至短暂性的意识丧失或智力减退，增加老年痴呆症的发生风险。

4 面部僵硬 ▶ 大脑血液供应不足，可导致脑部感觉器、感觉神经纤维、分析区域等受到影响，常表现为面部、唇舌以及一侧肢体麻木或异物感。

5 性格改变 ▶ 有的人可能出现性格上的变化，如：原来孤僻、沉默寡言的人变得爱说话、急躁等。

6 运动受阻 ▶ 运动神经功能失灵常常是脑供血不足最常见的征兆表现。容易出现肢体无力、走路不稳、拿不稳东西、运动不灵活等症状，有时也可能出现肢体痉挛或跳动。

7 说话困难 ▶ 说话、吞咽等动作也受运动神经支配，如果短时间内出现说话不清、吞咽困难等表现，也要重视。

对于上述症状，如果出现且持续2个月以上。要考虑脑供血不足的可能性，建议及时去医院检查。

9

头部 CT 检查结果没事
还会得脑梗死吗

张大爷又追问道："小周（周阿姨）之前做过头部 CT 没啥事，结果犯心脏病了，那她头部 CT 结果没事是不是不会得脑梗死？"

孙医生摇了摇头说道："普通的头部 CT 一般只能判断现在或之前患者是否有脑出血或脑梗死的情况发生，并无法预测未来是否会发生脑梗死的情况，相比之下为了更加清晰地看到大脑内的血管或冠状动脉的

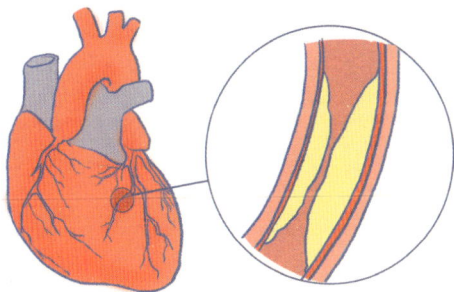

情况，医生会开具另一种 CT——CT 血管造影。这项检查就是使用造影剂帮助显现血管的形态，拍出来的片子就是一条条弯弯曲曲亮亮的血管。

　　脑梗死，是由动脉粥样硬化引起的血栓或脂肪沉积物引起的，一般发生方式主要有三种：原位血栓形成、血栓栓子在脑部的动脉之间移行、在心脏和脑间迁移。前两种情况是有可能被 CT 血管造影检查出来的，当然必须是病变情况比较明显，可以在照片上被捕捉得到，而第三种情况经常发生于近期接受过心脏手术、心脏瓣膜疾病或心律失常的人群中，尤其是患有房颤的病人，这类人群的心房血流不顺畅，容易形成附壁血栓，所以需要使用抗凝药。如果血栓脱落很有可能会随着血流而堵塞在大脑中，因此头部 CT 结果正常也不代表完全没有脑梗死的可能，一定要根据具体情况判断是否需要做进一步检查。"

10

冠脉 CT 正常也会得心梗吗

张大爷懂了,"看来头部 CT 结果正常也有可能得脑梗,那同样道理,冠脉 CT 正常也会得心梗吗?"

孙医生笑着夸张大爷会以此类推了:"冠脉 CT 正常也是有可能发生心梗的。绝大多数的心梗都是由于冠状动脉发生粥样硬化而造成冠脉管腔狭窄,斑块破裂进一步阻塞冠脉而导致心肌突然缺少血液供应从而坏死。冠脉 CT 能够看出相对较大的冠状动脉是否有狭窄或阻塞的情况,对心梗有一定的预示价值,但是

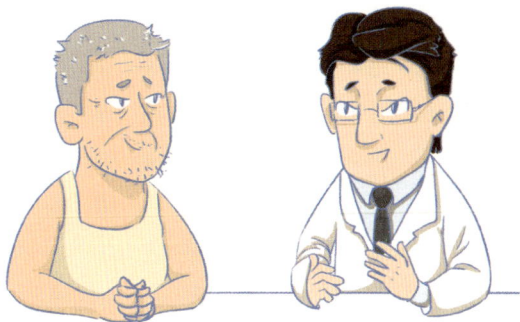

心梗的原因不单单是上面说的这些，还有其他原因可以导致心梗，例如较为严重的冠状动脉痉挛、冠状动脉的栓塞或夹层，这些都有可能阻断心肌的供血，造成患者出现心肌坏死而产生心梗。而且，冠脉 CT 显示狭窄的轻重程度与患者所表现出来的症状以及是否有心梗的可能并不是固定的，有的人平时看着身体很好，但检查结果显示血管狭窄 80%，有的人平时总喊心脏难受，但可能血管狭窄只有 50%。但这不代表冠脉 CT 没有意义，只有检查了我们才知道心梗发病的风险高低，才能提前预防，只有科学用药、合理饮食、适当运动、杜绝熬夜、戒烟限酒才能从根本上预防心梗的发生。"

11

冠脉微循环与心脑有关系吗

张大爷听说住在 1102 的丁大娘近 1 年来总会出现胸闷、憋气、胸痛的情况，家里人担心她心脏血管有问题，送她上医院做了一通检查，连冠脉造影都做了，可是结果出来都没什么异常，医生说可能是得了冠脉微循环障碍。

张大爷也很好奇，不禁想问："这个冠脉微循环障碍是什么呢，也是'脑心同病'吗？"

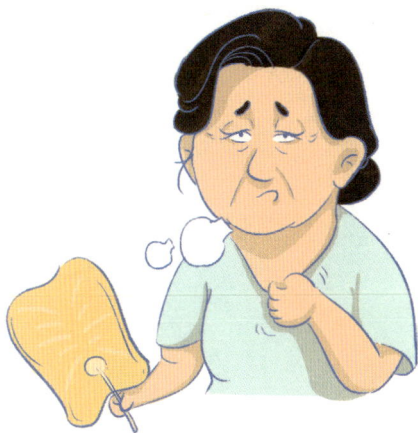

孙医生回答说:"从症状以及相关检查情况来看,丁大娘很有可能得了冠脉微循环障碍,也就是说,丁大娘心脏表面的主要冠脉血管没有明显问题,不过她心脏上的微小血管是存在功能障碍的,这就好比一棵大树,主干是好的,只是它周围的小枝小权出现了问题。这些微小血管问题可能是微血管重构、平滑肌功能障碍,其导致的结果就是心肌供血不足,最终出现胸闷、憋气、胸痛的情况。这种情况的本质从中医来讲是气虚血瘀、虚实夹杂形成的,使用'脑心同病'理论进行辨证治疗是目前冠脉微循环障碍的另一个治疗方向。"

12

血脂与"脑心同病"有关系吗

最近张大爷听说住在 1302 的吴校长的体检单有异常，说是血脂偏高，他家里人知道后就让他以后少吃油腻的食品、多吃蔬菜水果、多运动，不然心、脑都会得病。张大爷又好奇了，不禁想问："血脂和'脑心同病'有关吗？"

孙医生回答说："血脂和'脑心同病'是息息相关的。血脂是血液中的重要脂肪，主要为胆固醇和甘油三酯。血脂在正常水平时通常是不会引起身体不良反应的，但过量的血脂会对血管造成损伤，它们会吸引某些细胞入侵血管壁，导致一系列连锁反应，最终引发血管壁粥样硬化斑块形成。动脉粥样硬化可能会累及心脏供血的冠状动脉（引起冠心病）、脑部供血的脑动脉（引起脑卒中）以及身体其他部位供血的动脉（引起外周动脉疾病）等，所以我们说，血脂水平较高会增加心脏病发作或卒中的风险，也就和'脑心同病'有着密切的关系。"

容易导致高血脂的因素

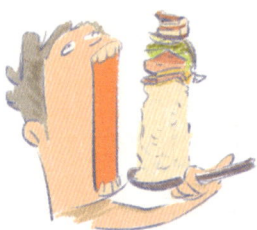

暴饮暴食

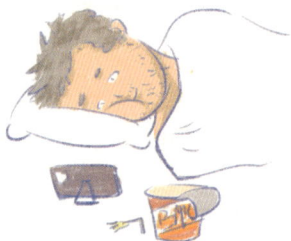

缺乏运动

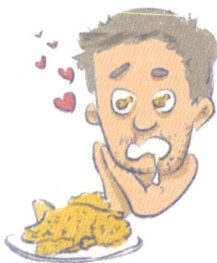

高脂肪饮食

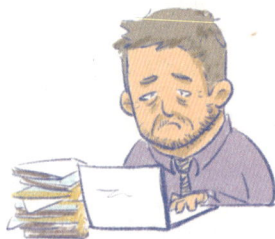

疲劳、工作压力

13

有糖尿病的人就会有
"脑心同病"吗

　　最近张大爷听说住在"905"的郭先生在得了糖尿病后总时不时地担心自己会得心脑血管疾病。张大爷很是纳闷，不禁想问："有糖尿病的人就会'脑心同病'

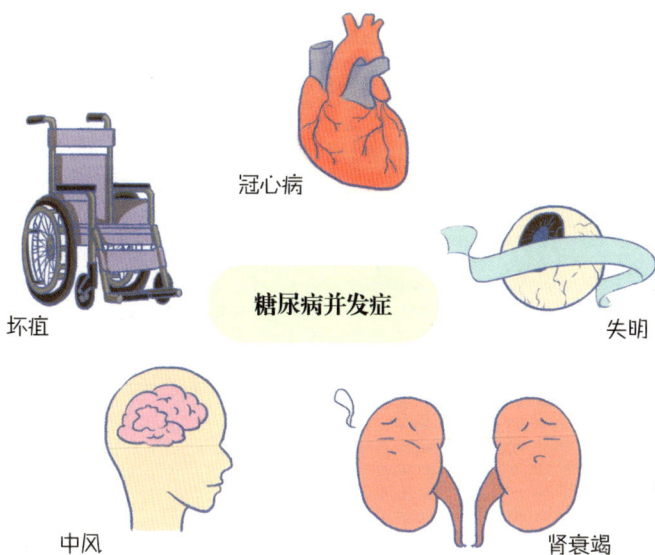

冠心病

坏疽

糖尿病并发症

失明

中风

肾衰竭

吗？"

孙医生回答说："郭先生得的糖尿病，准确地说是2型糖尿病。糖尿病的确与心脑血管疾病的发生有着密切的关系，糖尿病患者更倾向于出现脑卒中、冠心病、失明、肾衰竭、皮肤溃疡和足部麻木等并发症。因为糖尿病会损伤到给各器官提供氧气和营养的血管，所以其并发症可能会累及血管所在的器官。

出现血管损伤的原因主要是糖类物质堆积在小血管壁内，使血管增厚；脂肪堆积在大血管中，阻碍血流，形成动脉硬化。由于上述原因，导致血管狭窄，组织器官得不到足够的养分，血液瘀滞在脉道内形成血瘀，加之糖尿病患者很多都有气虚表现，如乏力、神疲、虚弱等，一虚一实相互影响、恶性循环，从而形成气虚血瘀的'脑心同病'的病理基础。因此糖尿病患者更有可能'脑心同病'"。

第三章

"脑心同病"
怎样防治

如何识别心脑血管疾病先兆

"脑心"相关指标有哪些

血脉通畅就不得心脑血管病了吗

好的睡眠与"脑心"有关吗

情志舒畅与"脑心"有关吗

……

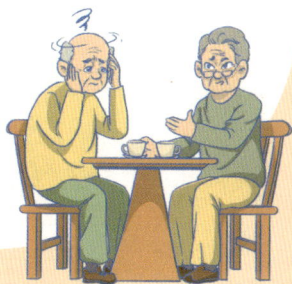

1

如何识别心脑血管疾病先兆

　　老李头和老黄头是好哥俩，经常一起坐在大梨树下聊天，悠闲地喝着龙井。一天，老李头一抬手，看了眼时间，已经是中午十二点，准备起身回家给老伴儿做饭。刚迈出左脚，一个大趔趄。老黄赶紧扶住老李，"老李！老李！你怎么了！"老李在老黄的搀扶下

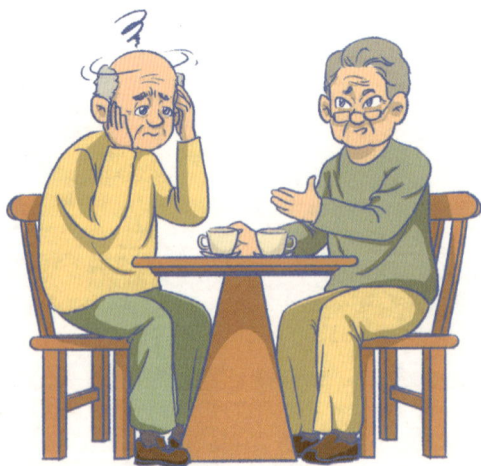

缓缓坐稳："唉呦~我这老腿，不中用了，突然麻了，站都站不稳了。两眼昏花的，地都在晃，感觉眼前都在转。唉呦唉呦~想吐"老黄手足无措，赶紧拨通了在心内科上班的儿子的电话。小黄："爸！快把李叔叔送来我们医院！这是缺血性中风先兆！"

　　到了医院，小黄和他的同事们给老李做了系统的诊疗，然后特别提醒："出现突发头痛、头晕、呕吐、眼前发黑等一系列症状，并伴有一侧肢体的麻木、无力，常常预示着出现脑血管疾病，年纪大了一定要注意啊！"

2

"脑心" 相关指标有哪些

　　老李在医院里安稳下来，实习生小美夹着病历本走进了老李的病房，她打开病历本，对老李说道："您是李大爷吧！您现在心脑血管的问题很需要重视，我给您讲讲您都需要注意哪些问题"。

　　说着，小美给老李讲了起来："疾病的发展是一个很漫长的进程。在这个过程中，若能够及时地、有针对性地进行预防和干预，是可以延缓甚至逆转疾病的发生与发展的。因此做好健康管理，对'脑心'相关指标有正确且充分的认识十分重要。下面几个指标您需要多加注意！"

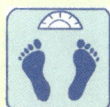

体重指标

　　超重和肥胖是脑心相关疾病发生的危险因素之一，体重指数（BMI）是评估与判断是否超重的重要指标，BMI若大于或等于24，则属于体重超重，BMI若大于或等于28，则属于肥胖。同时BMI数值越高，则表示风险越高，心脑血管疾病的发生概率也越高。

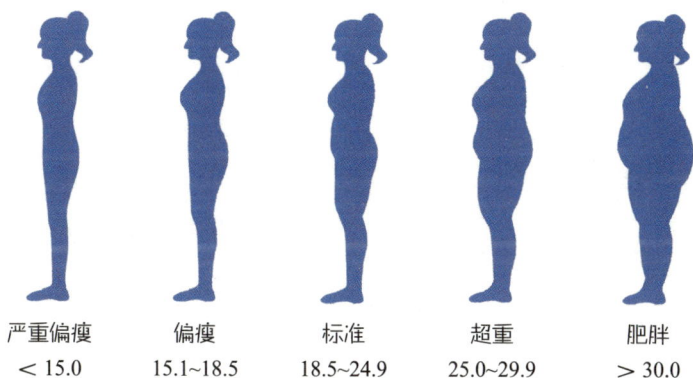

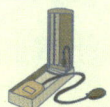

严重偏瘦	偏瘦	标准	超重	肥胖
< 15.0	15.1~18.5	18.5~24.9	25.0~29.9	> 30.0

血压指标

　　如果长期处于高血压状态，可能会导致动脉硬化、左心室负荷过重等心脑血管问题，进而增加心血管疾病以及脑卒中发生的风险。长期监测血压指标，关注饮食及生活方式，对于"脑心"健康大有裨益。

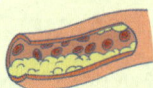

血脂指标

在血脂检测项目中，低密度脂蛋白胆固醇（LDL-C）被人们称为"坏胆固醇"，是导致动脉硬化发生的因素之一，是影响心脑血管健康重要的危险因素。"坏胆固醇"会导致血管内皮受到损伤，使血管内壁形成脂质斑块，进而引发冠心病、脑卒中等一系列心脑血管的疾病。因此密切关注血脂指标，早期检测出血脂异常，并监测这些患者的血脂水平是脑心疾病防治的重要措施。

血糖指标

若处于长期高血糖状态，会导致机体各种大血管的病变，进而成为诱发脑心相关疾病的重要原因之一。目前许多研究均已证明"加强血糖的管理是糖尿病心血管疾病防治中不可或缺的重要环节之一"，因此，长期监测血糖、控制血糖水平、避免血糖的波动对机体的健康非常重要。

老李听了之后受益匪浅，恍然大悟，原来以前如此粗心大意。"这次住院我得好好调调"老李暗暗思索。

3

血脉通畅就不得心脑血管病了吗

　　在医院住了三四天，老李和小美医生学到了很多心脑血管方面的知识。这天，老黄来看他，他非常热心得给老黄讲了起来："血脉如同人体的河流，气血在河流中运行，它通畅地流淌十分重要。气和血的关系十分密切，气能生血，能够摄血，也能行血。若气不足，或运行不通畅，就会出现气滞等情况，咱们身体会出现血脉瘀阻的状况。同时血为气之母，能够濡养气，并载气运行于身体之内。"老黄恍然大悟，"既然气血之间的关系如此密切，那是不是血脉通畅就不会产生瘀血，不会发生心脑血管疾病了呢？""答案是不完全对"。实习生小美这时走了进来，"因为瘀血的形成，不仅仅单纯与气血有关，还与血液的自身状况有关系，如血寒易于凝滞于血脉之中，血热则易迫血妄行或煎熬体内的血液，使血液黏稠，从而出现血脉瘀滞不通。同时受到外伤也会导致瘀血的形成。"

气血津液关系图

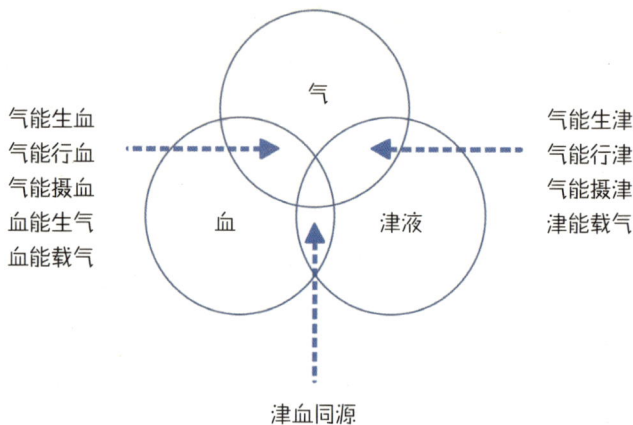

气

气能生血
气能行血
气能摄血
血能生气
血能载气

血

津液

气能生津
气能行津
气能摄津
津能载气

津血同源

有人认为"心脑血管疾病的发生都因血瘀作祟，只要血脉通畅就不会得心脑血管疾病了"，这是不全面的。在心脑血管疾病的发生过程中，中医认为一般有两种情况，其一是"不通则痛"，即血瘀、痰湿、寒凝、气滞等实邪痹阻于心脉之中；其二则为"不荣则痛"，机体脏腑功能失调，气血生化不足，心脉失于濡养。由此可见，心脑血管疾病的病因并非全都因血脉不畅，瘀血阻滞造成。但心脉不畅的确是心脑血管疾病发病的重要因素，因此血脉瘀阻时，治疗可选用活血化瘀，通脉止痛的治法。

4

好的睡眠与"脑心"有关吗

老李在医院住了七八天，主治医生小黄每次都会问老李最近睡得怎么样。老李乐呵着和小黄唠嗑："小黄你也太关心我了，每次还来问问我睡得咋样。"

小黄笑着说到："李大爷，睡眠和心脑血管的关系十分密切！研究表明，每晚睡眠不足 6 小时的中老年人发生心脑血管疾病的概率是睡眠时间正常人群的四倍。长期的睡眠不足，睡眠质量低下等情况与高血压、

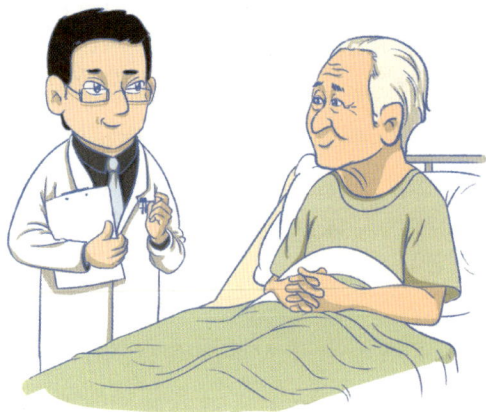

动脉硬化等脑心疾病的发作关系十分密切，因此我们对于'好的睡眠'要有正确的认知"。

"好的睡眠"包括睡眠量、睡眠质量、睡眠时间三个概念。

睡眠量　人体对睡眠量的要求一般为每晚7~9个小时；但也并非是睡眠越多对健康越有益，每个人所适应的睡眠时间并不一样，重要的是通过有效的睡眠来保持充分的精力和规律的生活。

睡眠质量　对于睡眠质量，一般要求每晚上床半小时之内可以入睡，并且能够整夜不醒或只醒一次，期间不梦或少梦，睡眠深沉，以上这些是对睡眠质量的重要保证。

睡眠时间　在适当的时间睡觉，对人体健康非常重要。人类的最佳睡眠时间是晚上10点至第二天早晨6点，中老年人可适当提前为晚上9点至第二天早晨5点。

知识链接 可以调节失眠的方法

1 规律作息 ▶ 保持相对固定的睡觉时间和起床时间。

2 适量运动 ▶ 白天适量运动可增加夜间的睡眠驱动力，运动方式以有氧运动为宜，如散步、快走、慢跑。每天运动时间应在半小时以上，晚上 8 点之后应避免过量运动。

3 规律饮食 ▶ 下午 3 点之后不要喝含有咖啡因的饮料（如咖啡和茶等），睡前不要喝酒，也不宜吃得过饱。

4 改善睡眠 环境 ▶ 卧室温度以 20~23 摄氏度为宜，睡前拉好窗帘，减少光线和噪声对睡眠的影响。

5 睡前进行 放松训练 ▶ 如冲个热水澡、听轻松缓和的音乐等。

5

情志舒畅与"脑心"有关吗

时间如白驹过隙，老李已经出院好几天了。但最近发生了一件事，老李在上海工作的儿子小李因为工作失误，被辞退了，准备回家找工作，这可愁坏了老李，每天茶不思饭不想的，心慌心悸、左腿麻木的症状又出现了。

小李赶紧把他送到医院复诊。小黄医生见状，开药之余嘱咐老李：中医认为人的七情为喜、怒、忧、

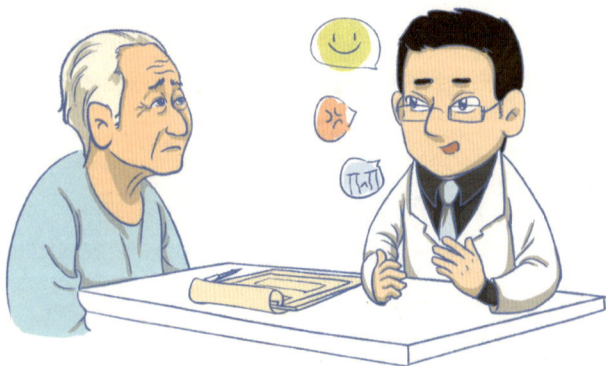

思、悲、恐、惊。在正常情况下，以上七种情志活动是人们日常生活中的正常情绪体验，是生理与心理活动对外界环境变化做出的正常反应。但若长期出现不良的、过激的情志异常，在人体的生理和心理不能耐受时，就会损伤人体脏腑的精气，导致脏腑功能的失调，故而产生七情内伤。中医认为心藏神，脑为元神之府；心主血，上供于脑，血足则脑髓充盈。

在病理状态下的情志不畅影响身体脏腑的气的运行，导致脏腑气机升降失常，气血运行紊乱，进而会导致心血不足，脑髓无以充盈。若长期处于这些状态中，不仅会导致抑郁症等精神心理疾病，对心脑血管亦有损伤。据研究表示，经常出现精神心理健康不佳或患有抑郁症的人群，更容易患心脑血管的疾病，同时出现心脑血管健康状况不佳的风险也会升高。

对于心脑血管疾病的患者，保持心情舒畅也是稳定病情非常重要的一点。

6

奇怪的睑黄色疣提示了什么

王大爷最近发现了自己眼睑周围出现了米粒大小的黄色小斑块，医生提醒他，这是睑黄色疣，可能是心脑动脉硬化的信号！

睑黄色疣是一种脂质代谢障碍的皮肤病。初起一般为米粒大小，微微高出于皮肤，其边界不规则，严重者可弥漫眼睑周围。睑黄色疣的出现提示机体组织内有大量含脂质细胞的浸润，此时脂蛋白亦大量沉积于脏腑组织器官之中。

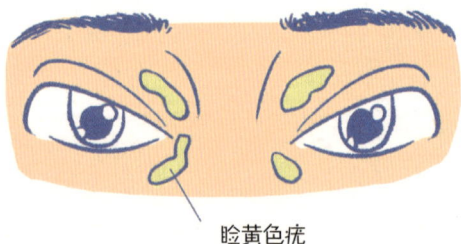

睑黄色疣

7

医生提醒您，还有这些信号能提示心脑动脉硬化

　　心脑血管的动脉硬化在早期常常是隐匿且没有自觉症状的，但身体有着一些特殊信号可以给患者有效提示。

角膜老年环

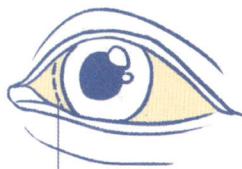

角膜老年环

　　角膜老年环，常见于老年人，一般为两只眼睛同时产生。起初，浑浊部位处于角膜的上下，并逐渐形成一个环状。角膜老年环通常呈白色，直径约为1mm宽，外缘较为清楚，内缘稍微模糊，与角膜缘之间有透明的角膜带相间隔。角膜老年环是一种退行性的改变，但同时也是血清胆固醇增高或高脂蛋白血症在眼部的表现之一。

耳垂皱纹

耳垂皱纹是一条在耳垂处斜行的褶皱，据统计表明耳垂皱纹与动脉硬化关系密切。若耳垂上出现皱纹有可能是已经得病的心脑血管在耳垂局部的一种表现。因为耳垂作为身体末端的部位，得到的供血较少，从而对缺血的现象十分敏感。

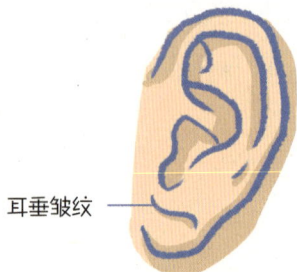

耳垂皱纹

听觉变化

当动脉硬化导致缺血发生时，容易产生内耳反应，如耳鸣、耳聋等听觉变化的发生。有医学研究表明，这种变化大多出现于动脉硬化的早期，因此这一现象可被视作动脉硬化的先兆症状之一。

8

动脉硬化的"元凶"究竟是谁

体检时医生提醒陈大娘动脉硬化了，身为"退休侦探"的陈大娘向小医生刨根问底，想抓住动脉硬化的"元凶"，小医生告诉她：这可能是"三高"造成的。

"三高"——即为高血压、高血糖、高血脂，是动脉粥样硬化斑块产生和发展的三大主要危险因素。

不良的饮食习惯

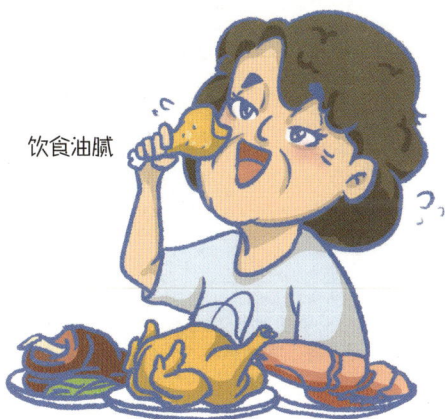

饮食油腻

　　其中，世界医学界公认高血脂是导致心脑血管各种疾病和动脉粥样硬化的元凶之一。在日常生活中，许多不良的饮食习惯对人体的健康影响很大。如食用高油高糖、以及过咸的重口味食物，这些食物通常热量较高，**食物里的油脂进入人体后，容易造成血液中的脂类物质增加，一旦血管里的脂类物质变多，就容易在血管里形成沉淀物。沉淀物堆积在血管内，使血管弹性降低，从而引起动脉硬化的发生。**若机体已经发生动脉硬化，则更应该加强对血压、血糖、血脂的监控，在医生指导下科学用药的同时，日常也应从控制饮食、减轻压力、加强运动等多个方面进行干预，把控"三高"，防止动脉硬化的继续发展。

9

"地中海饮食"怎么吃更健康

小刘是位健身教练，对饮食健康颇有研究，对于患有动脉硬化的老刘，小刘认为地中海饮食更适合他，那么地中海饮食究竟是什么，该怎么吃呢？

地中海饮食被誉为最佳糖尿病饮食、最佳健康饮

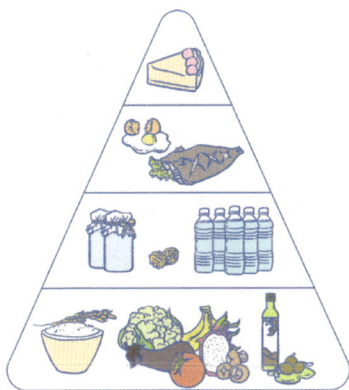

偶尔吃
加工肉类最多 1 份、
甜点最多 2 份、红肉最多 2 份

每周吃
蛋类 2~4 份、豆类至少 2 份、
海鲜类至少 2 份、白肉 2 份

每天吃
乳制品 2 份、坚果及种子类 1~2 份、
补充水分 1.5~2 升

每餐吃
全谷类主食 1~2 份、蔬菜 2 份、
水果 1~2 份、橄榄油

日常生活建议
规律运动、适度休息、选择当季当
地食材

食，那什么是地中海饮食呢？

地中海饮食，是指希腊、意大利等地中海地区国家以蔬菜水果、鱼类、五谷杂粮、豆类和橄榄油为主的饮食习惯。研究显示，这种饮食有助于减轻体重、有益于心脏和大脑，还有利于预防癌症和糖尿病，可通过减少慢性疾病风险延长寿命。

地中海饮食中的粗粮谷物及新鲜的蔬菜、水果能给人们提供膳食纤维、微量元素、维生素 C、维生素 E，可以调节肠道微生物、抗氧化应激反应；少量红酒同样具有抗氧化应激的作用；橄榄油可以提供单不饱和脂肪酸，降低 LDL-C 胆固醇水平；鱼类、坚果富含 omega-3 脂肪酸，能稳定心率、保护心血管。地中海饮食总体具有调节胃肠道、预防控制糖尿病、保护心脑健康的效果。因此地中海饮食被认为是目前心脑血管疾病患者的最佳饮食方案。

脂肪摄入科学

地中海饮食中使用橄榄油等植物油脂，替代了具有大量饱和脂肪酸的动物油脂，摄入橄榄油中的不饱和脂肪酸可以帮助降低人体内胆固醇、血压、血糖的水平，对心脑血管有着非常理想的保护作用。

优质蛋白效果佳

优质的植物蛋白具有好吸收、易消化的特点，同时足量地摄入优质的蛋白质，可以有效地减少对动物油脂和高胆固醇食物的摄入，因此对预防心脑血管疾病的发生有着十分积极的作用。

微量元素摄入均衡

地中海饮食中含有较高的维生素A、C、E等抗氧化剂以及类胡萝卜素等多种微量元素，这些元素可以有效地改善机体的各种炎症反应，能够延缓机体衰老，进而起到对心脑血管的保护作用。

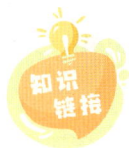

知识链接

属于国人的"地中海饮食"

国人的饮食习惯和地中海饮食还有些差别，那国人该如何实现地中海饮食呢？根据《中国居民膳食指南》的内容，只需要做好这四点，中国人也可以有自己的"地中海饮食"计划。

1　每周吃 25 种食物以上

地中海饮食与我国膳食指南一样强调食物多样性，每周都要摄入谷薯类、蔬菜类、水果类、禽畜鱼蛋类、奶类、坚果类以及烹饪用的油盐。每周吃 25 种以上的食物，保证能量和营养素的充足供给。

2　蔬果、谷物量必须 "达标"

地中海饮食以植物为基础，膳食指南也推荐谷、薯类摄入要占到总能量的 50% 左右。

其中，蔬菜、水果、大豆、坚果都是被鼓励多摄入的食物类别。

3　动物性食物为辅

地中海饮食金字塔的顶端推荐了少量红肉，这跟国人的膳食结构也比较符合。适量摄入动物性食物，既保障优质蛋白摄入，又能弥补植物性食物中脂溶性维生素、维生素 B_{12}、锌、硒等微量营养素的不足；还可预防因动物性食物摄入过多引起的心脑血管疾病及某些癌症发生风险的增加。

4 少吃油盐糖

地中海饮食虽然力荐了橄榄油，但从国人的膳食结构出发，山茶籽油、杏仁油、低芥酸菜籽油和高油酸花生油富含单不饱和脂肪酸，可以替代橄榄油，但每天摄入量应控制在 25~30 克以内。

我国膳食指南以每日摄入小于 6 克盐为目标，对糖也要尽量控制。

10

公园里的运动，有哪些学问

　　李大爷是位运动达人，公园里经常看到他的身影。清早晨练、傍晚跑步，都是他的日常生活。李大爷在八年前检查出动脉硬化之后，就在医生的指导下调整日常生活习惯，坚持合理用药，选择合适的运动，有

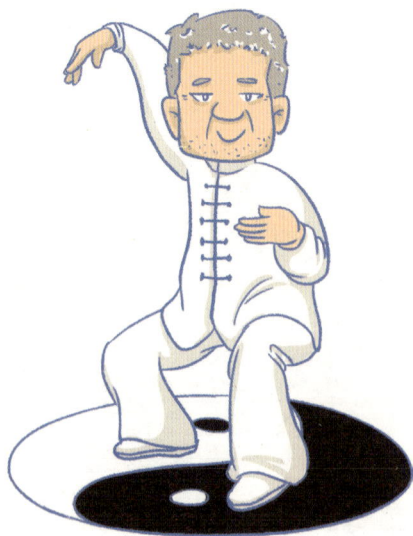

效地延缓了动脉硬化的进程。

那么动脉硬化与运动之间有哪些关系呢？

首先，发现患有动脉硬化后，需要根据自己的体质选择合适自己的运动。体质较好的人群可以进行一些跑步、快步走等提高心率的运动；体质一般的人群可以做一些太极拳、八段锦等较为柔和且舒缓的运动。日常生活中，坚持做适合的运动，可以有效地帮助燃烧体内的脂肪，进而降低超标的血脂血糖等一系列指标，延缓机体动脉硬化的发生发展。

11

适合自己的运动是什么

　　同样患有动脉硬化的李大娘想和李大爷一起早晚锻炼，但不知道什么样的运动更适合自己，小医生给了她几点建议：

慢跑　　慢跑对于保持老年人良好的心脑血管功能，预防肌肉萎缩有着重要作用。它能够加快体内脂肪的分解，有效降低血脂水平；同时慢跑还能够调节血糖，改善胰岛的功能。高血脂、高血糖都是动脉硬化的主要危险因素，因此长期坚持慢跑，对动脉硬化的缓解有着十分积极且良好的作用和效果。

快步走　　快走是一项简单且温和的有氧锻炼。与许多激烈的有氧运动相比较，快步走对于膝盖的冲击力较小，但是同样可以促进机体的血液循环，增强心脑功能，有助于改善血压、血脂及动脉硬化。

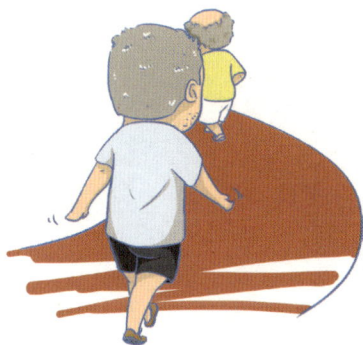

太极拳

太极拳作为一种柔和舒缓的协调性运动，不仅可以增强肌肉的力量、耐力、柔韧性与敏捷性，同时有助于缓解和减轻生活中的焦虑和压力。作为中等强度的有氧运动，太极拳可以使全身的肌肉与关节有规律的运动，使血液流动速度增加，进而增加冠状动脉的血流量，促进侧支循环的建立，从而改善心脑的供血与动脉硬化程度。

八段锦

八段锦作为古代导引法的一种，是自身形体活动与呼吸相互结合的一种健身方法，可以有效地疏通经络，舒展筋骨，随着一呼一吸，使气行带动血行、气血周流于营卫之间，以促进血液循环、改善心脑血管的硬化。

12

四季变化，"脑心同病"怎样预防

春暖花开，烈日酷暑，秋高气爽，白雪皑皑。每个季节都有一定的变化，患有心脑血管疾病的患者该怎样应对四季的变化呢？

中医有因时制宜的治疗原则，即根据不同季节气候特点，选择不同的用药和治疗方式。四时气候变化应与人体功能调节相统一，如果机体不能较好地适应变化，则易产生疾病。因此，根据季节气候的不同，

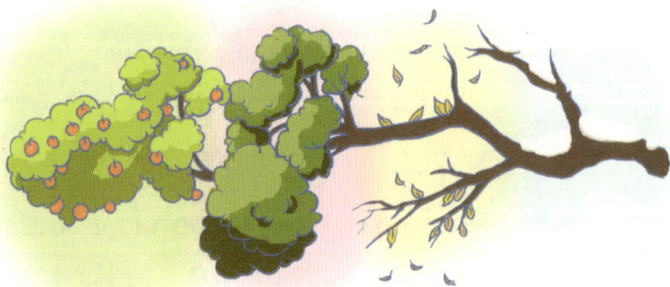

对脑心合病予以不同的预防及治疗十分必要。

《素问·六元正纪大论》指出："用寒远寒，用凉远凉，用温远温，用热远热。"在春夏之际，阳气生发，机体腠里较为疏松，此时应当注意勿用疏泄太过之品，以免伤及气血，诱发心脑血管疾病。在秋冬寒凉之际，是许多心脑血管疾病的高发季节，如：慢性风湿性心脏病、心肌梗死、血栓闭塞性脉管炎和动脉粥样硬化等心脑血管疾病，这些疾病均常在寒冷的冬季或气候剧变时发作。此时尤当充养机体的阳气，并可运用通阳散寒之品予以治疗。

13

异地异候，对心脑影响不同吗

　　小王是一名旅游爱好者，他发现不同地区的人们不仅生活习惯有所不同，易患疾病也有差异，他问小医生这其中有什么奥妙呢？

　　中医强调不同地区不同气候，应该因地制宜，即根据不同地域的具体情况，制订与之气候环境相适应的用药策略。我国地域辽阔，不同地区的气候环境差

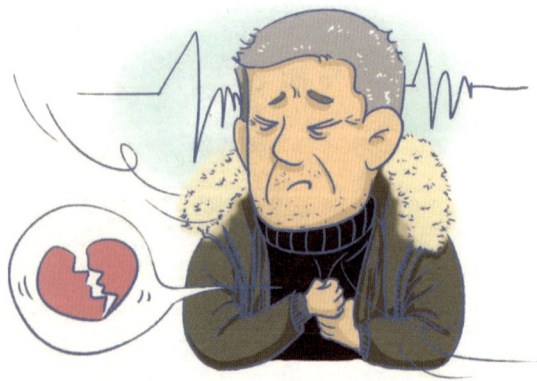

别较大且生活习惯亦不尽相同，因此人们所易发生的疾病同样也各不相同。

在西北的高原地区，气候较为寒冷，干燥且少雨，当地人们常处于寒风凛冽之中，居民容易发生心肌梗死、肺心病、原发性高血压及血栓闭塞性脉管炎等疾病，并多为实证、寒证；而在东南的盆地区域，地势较为低洼，温热且多雨，居民腠理疏松，因此少见此类疾病，少数出现的情况亦多为虚证、热证。因此，治疗时应当注意根据人们生活地域的不同，区别治疗和用药策略。

14

因人制宜，脑心预防有何不同

王大爷问小医生，为什么同样患有动脉硬化疾病的李大爷和他的治疗方法并不一样？小医生说这是因为中医讲究"因人制宜"。

因人制宜，是指根据患者不同的年龄、性别、生活习惯等各种特点，区别用药。患者的年龄不同，其

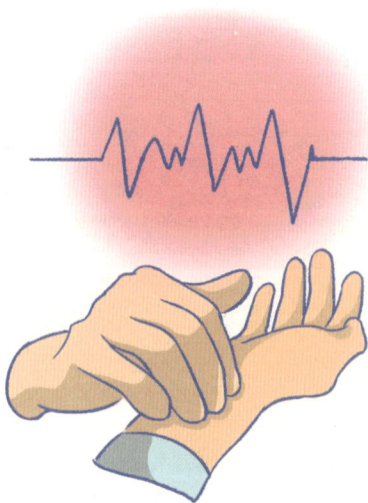

机体的生理状况和气血盈亏状况亦会各不相同，故而用药策略也应随之改变。如老年人易患高血压、动脉粥样硬化、冠心病等心脑血管疾病，且老年人一般多为气血亏虚，其病多为虚证或虚实夹杂之证。而小儿脏腑娇嫩，易虚易实，易寒易热，故常因外感疾病诱发病毒性心肌炎等疾病。

《素问·阴阳应象大论》中有言："阴阳者，血气之男女也。"男女性别之不同，生理状况亦有所区别。同时应注意女性有经、带、胎、产等生理状况，因此用药更应加以注意。例如妊娠期患心脏病的妇女，用药时应慎用辛香峻烈之品，以免伤胎。流行病学调查显示，我国冠状动脉粥样硬化性心脏病多发生在40岁以上的中老年男性，且多数为本虚标实之证，故在治疗时应加以权衡，缓急而治。

第四章

"脑心同治"理论如何应用

与时间赛跑

人类也"迁徙"

"减压"冰可乐

都是"喝酒"惹的祸

饭菜不咸，干活没力气

……

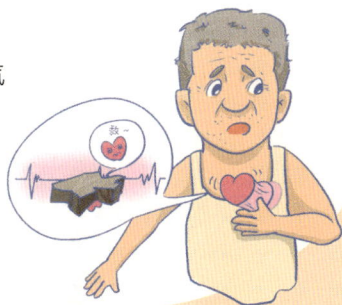

1

与时间赛跑

　　林奶奶跟很要好的邻居们组建了一个太极拳小队，由于老人们起得比较早，清晨 5 点左右，天还灰蒙蒙的，大家就齐刷刷地聚集在广场上。音乐一放，在瑟瑟的冷风中，穿着薄薄的太极服，大家就开始练了起来。

　　到了 7 点左右，林奶奶背着太极剑，提着去早市买好的菜往家里走，正好遇见刚去出诊的张教授，林奶奶得意洋洋地说，你看我这锻炼买菜两不误。张教

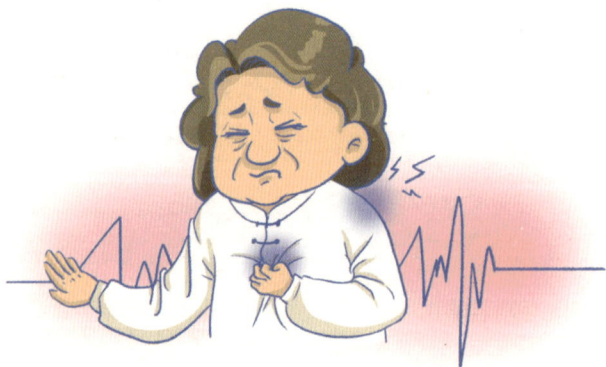

授跟林奶奶讲，练功可以修身养性，增强免疫力，但是练功可不是什么时候都可以练的。如果清晨太阳还没有出来，空气并不新鲜；如果是秋冬季，更不是越早起来锻炼，对身体越好的。

林奶奶脾气犟得很，根本听不进去。有一天清晨特别冷，林奶奶突然觉得呼吸困难，心脏像过电一样疼，连带着左肩、背部有放射痛，心口像有块大石头一样堵着。林奶奶慌了，赶快找到张教授来调治。

张教授对林奶奶说，你这是因为寒冷刺激导致的心绞痛发作，老年人本就阳气虚弱，腠理不固，更容易感受风寒。阴寒之邪乘虚内侵，寒凝心脉，不通则痛。秋冬季太阳出来比较晚，要等到太阳出来以后，再出来活动筋骨，才会激发身体的阳气，这就体现了四时养生的因时制宜的原则。最后张教授给林奶奶开了几付疏风散寒、通经止痛的汤药，并嘱咐林奶奶锻炼要选对时机才会对身体有益。

2

人类也"迁徙"

　　冯爷爷年轻时当过兵，身体素质特别棒，后来转业了，自己经营一家服装公司。事业刚起步时，冯爷爷天南海北的跑，自己找原料、进机器、招募工人、联系客户，还很虚心的跟技术员学习专业知识。现在冯爷爷六十多岁了，身体功能不如当年了，加上当兵时受过风寒，腿脚不太好，前几年还因为心梗，植入了两个支架。一到冬天，冯爷爷就感觉胸闷气短，心

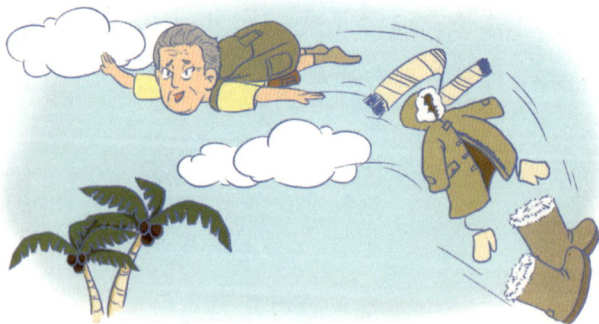

脏不舒服，偶尔还会觉得疼痛，两条腿发紧，走路僵硬。

　　冯爷爷来到张教授诊室把自己的病情一五一十地说给张教授听。张教授看了冯爷爷的舌脉，对冯爷爷说寒主收引、凝滞。冬季天气转冷，血管容易收缩，引起胸闷气短，心脏不舒服，心肌缺血缺氧，从而引起心绞痛。寒滞经脉，阻滞经络气血，气血凝滞，导致下肢发紧、僵硬。说罢张教授给冯爷爷开了几付温经散寒，通络止痛的药物，并建议冯爷爷少操心，冬季可以去南方休养，也是顺应自然养生，遵循因地制宜的原则。

　　南方气候湿润，温度适宜，是心脑血管疾病患者疗养的圣地。冯爷爷听了张教授的建议，每年过冬都会带着家里人一起去南方，身心同养，享受退休后的生活。

3

"减压" 冰可乐

　　小郑是某集团的项目经理，工作能力非常强，年纪轻轻地就已经甩了同辈人几条街。由于业务繁忙，平常总跟客户谈项目而错过吃饭的时间，久而久之越来越不爱吃饭。工作期间还养成了一个习惯，每次压力大了就来杯冰可乐，觉着冰可乐下肚，可解百事忧。

　　可是最近小郑无精打采的，一到吃饭的时候，便愁眉苦脸，对什么食物都提不起兴趣，还特别怕冷，

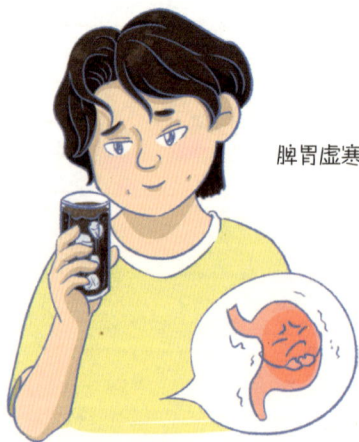

脾胃虚寒

身体动一下都觉得累。细心的同事发现小郑最近瘦得很明显，在餐厅也不见他的踪影，便来询问小郑有什么心事。小郑说自己不爱吃饭。同事想起自己以前吃完饭就觉得胃胀，慢慢也吃不进去东西，后来去看医生，吃了医生开的山楂丸，症状就缓解了。于是劝小郑也试试。小郑去药店买来了同款山楂丸，吃了两周也不管用，小郑觉着身体是大事，得找医生好好看看。

小郑到了诊室把自己厌食，以及吃山楂丸的事情跟张教授说了，张教授给小郑号完脉，再结合小郑的舌象和症状，给小郑耐心地讲解缘由。张教授说中医学认为，心主神，脾在志为思，主运化。如果心阳、脾阳长期被冷饮所伤，就会影响食欲。原来小郑总喜欢喝冰可乐，伤及了身体的阳气，心阳、脾阳不足便出现了倦怠乏力，不爱吃东西，没有精气神的症状。

再说说山楂丸，确实有消食化积的作用，但如果不是因为食物不消化引起的症状吃山楂丸就没效果了。这就是体现了因人制宜的原则，每个人的体质、得病的机制不一样，所以吃的药物也要因人而异。张教授给小郑开了一周健脾和胃、温中散寒的汤药，还叮嘱小郑以后少吃冷饮，每天适当运动，因为运动可以生发阳气。一周后小郑的症状就有所改善了。

4

都是"喝酒"惹的祸

　　吴老师是某高校的教授，大家都管他叫"拼命三郎"，吴老师今年快七十岁了，在校园里每天都能看到吴老师忙碌的身影。家里人都劝他早点退休回家享清福，但吴老师的脾气谁也劝不了，就这样一年接着一年在学校里辛勤耕耘。这一天刚好赶上中秋节，吴老师忙完到家都已经晚上九点多了，回家看到家里人准备一桌子丰盛可口的饭菜，吴老师开心极了，把女儿

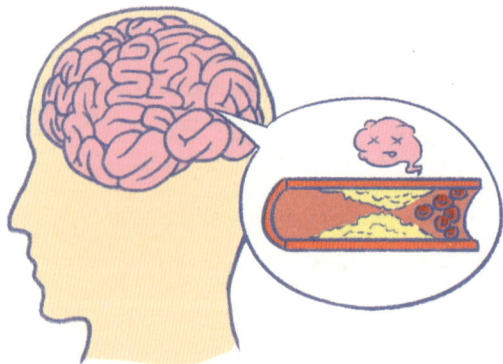

给买的美酒拿了出来，跟大家一起庆祝。由于特别开心，一下喝了好几杯，喝完就回屋睡觉了。第二天起来发现左边的手不听使唤，胳膊举起来都很困难，腿走路也没力气，走两步差点摔倒，说话也含糊不清。家里人发现吴老师不对劲，赶快开车送到医院诊治，经检查后诊断为脑梗，治疗了两周症状有所缓解，但还是有后遗症，便到门诊找到张教授帮忙诊治。

吴老师到门诊给张教授说了生病的来龙去脉，张教授给他号完脉说道，你这是大晚上喝了太多的酒，酒性是热的，但酒体却是湿冷黏滞的，冷酒最容易生痰湿，晚上身体阳气本来就收藏，加上你的脾胃比较弱，没法炼化这些酒，就会生痰浊，这些痰浊堵在脑部就会出现中风，堵在肢体经络就会出现肢体的偏瘫。说完张教授给吴老师开了化痰祛浊，疏经通络的汤药，并叮嘱吴老师要控制好血压，适当运动才有利于身体的恢复。

5

饭菜不咸，干活没力气

　　小周是个东北小伙子，今年三十来岁，自己经营一家小餐馆。餐馆的生意还不错，每天早出晚归，忙得不亦乐乎。两年前小周曾在大医院诊断为高血压病，但自己觉着还年轻，根本没当回事，降压药也吃得很随意，一直没什么异常感觉。近一个月小周会有突然的头晕，腰发酸，膝盖发软，口干，眼睛看东西有点花，他突然想起来街坊的杨大爷总念叨这些症状，他

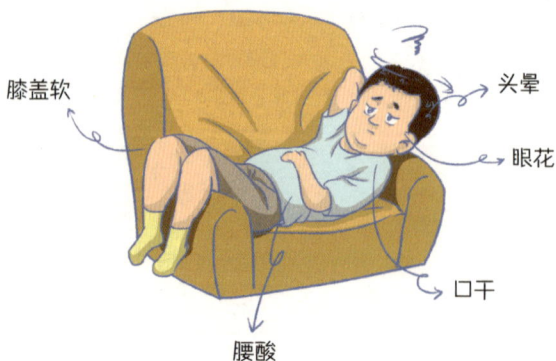

膝盖软

头晕

眼花

口干

腰酸

觉着不太对，自己这么年轻，怎么会跟杨大爷有相同的症状呢，便带着疑惑来到张教授的诊室。

小周来到诊室把自己的症状详细地给张教授描述了一番，张教授看小周的面色发黑，问他平常总晒太阳吗？小周说平时在餐馆里一待就是一天，早上太阳还没出来自己便去早市买菜，晚上忙完都十一二点了，经常头顶着星星回家，哪有机会晒太阳呀。张教授又问道，你平常吃饭总吃得很咸吗？小周说如果饭菜不咸，我吃了干活就没力气。张教授跟小周讲，小伙子你本身就有高血压病，药不好好吃，每天还熬夜，三餐还吃很多的盐，会加重高血压病的。而且你平常总熬夜，血难归心，精难藏于肾，每天消耗的比生成的还要多，长期积累就精血亏虚了。肾精不足无法滋养筋骨，就会出现腰膝酸软；肾阴不足，肝阳上亢，就会头晕；心肝气血亏虚不能上养头部，则出现了口干、眼花。说罢张教授给小周开了几付益气补血、滋补肝肾的汤药，并告诉小周好好休息，不能过劳，饮食宜清淡，控制好血压。小周回去喝了几天的汤药，症状便有所改善。

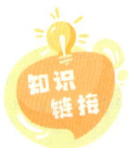

知识链接

警惕"隐形"盐

方便食品（如方便面、饼干）、零食（如瓜子、话梅）、加工食品（如香肠、午餐肉）等食品在制作中添加的糖、甜味剂等调味品会掩盖咸味，但是这些食物的含盐量其实是偏高的，应尽量减少食用。食品营养标签中钠超过 30% 的食品需要少吃。

很多家用调味品的含钠量也是偏高的。比如食盐、酱油、蚝油、鸡精、辣椒酱、黄豆酱、番茄酱等，这些调味品都含有很高的钠。控制食盐的摄入本质上是为了控制钠的摄入，所以这些调味品需要少用。

这些调味品中的盐含量换算下来：

5 克盐 ≈	26 毫升酱油
	46 毫升蚝油
	10 克鸡精
	40 克辣椒酱
	45 克黄豆酱
	105 克番茄酱

6

头发的"烦恼"

　　小军是一家私企的程序员，因为公司的业务比较多，晚上总熬夜加班，才三十多岁，脸色暗黄，头发大把大把地往下掉，为此小军特别苦恼。听了同事的建议，小军把洗发水换成了生发养发的，还在网上买了好几箱生发丸，但吃了很久也没什么效果，脱发的苦恼让小军越来越自卑。再加上小军过度的焦虑，导致小军的脸上长了很多斑，皱纹也日渐增多，于是小军决定去看看中医，喝点汤药，好好调理调理身体。

　　小军来到诊室问张教授有没有治脱发的药，张教授看小军的脸色暗黄，还长了很多斑，给小军号完脉以后耐心地给小军讲，熬夜是脱发的元凶之一，到了晚上十一二点还不睡觉，就会大量耗伤肝血，肝主藏血，发为血之余，养血才是生发最好的良药，没睡好觉吃再多的生发丸都不管用。再加上平常熬夜、过度紧张焦虑，肝气不舒，脸色就会暗黄，还会长斑。老师说完开了几付补气养血，疏肝解郁安神的药物给小军，并叮嘱小军调整好心态，晚上好好睡觉。经过调理，小军的身体果然慢慢地恢复过来。张教授告诉我们，只有心肝气血充足，才会上荣于脑部，充足的睡眠才是养血生发的妙方。

养血可生发

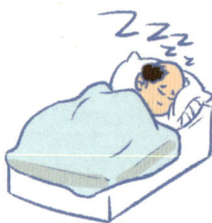

好好睡觉

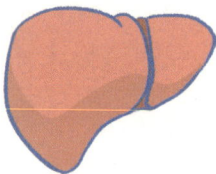

养肝

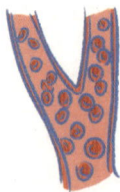

生血

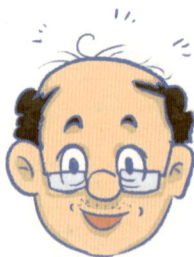

生发

7

通宵的"快乐"

　　小陈是某事业单位的一名公务员，平常早八晚五，按时上下班，生活特别规律。"十一"期间，小陈约了几个好朋友一起玩耍，几人好久不见，白天游山玩水，晚上通宵打游戏，几天下来，又开心又疲惫。这一天下午，几个人刚吃完饭，坐在一起打麻将，突然小陈感觉胸口发紧、胸闷、喘不上来气、心跳加速、眼前发黑、全身无力。朋友见状赶快拨打120，急忙将小陈送到医院急诊。心电图、心脏彩超、冠脉造影，一圈检查做下来也没发现有任何异常。朋友便将小陈带到了中医门诊来看看。

　　到了诊室，小陈详细地描述了发病经过，疑惑不解地问，为什么我的检查结果都正常，心脏会不舒服呢？张教授看了小陈的舌脉，再结合症状，告诉小陈，你这是心脏神经官能症的表现，心脏没有器质性改变，所以检查结果正常，但是由于你最近通宵的玩乐，导致神经、内分泌功能失调，心脏负担过大，收缩、舒张能力下降，从而出现胸闷气短、心跳加快等症状。中医认为心为五脏六腑之大主，主血脉与神志，若心之气血不足，则心神失养，心动则五脏六腑皆摇，所以心宜静养，不宜过度劳心伤神，否则会影响全身脏腑功能的失调。说完老师给小陈开了几付活血通脉，养心安神的药物，并叮嘱小陈什么事都要讲究一个度，平常要劳逸结合，静养己心。

过度享乐劳心伤神

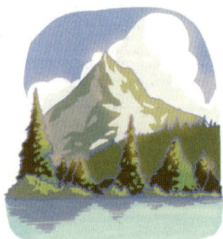

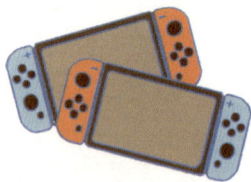

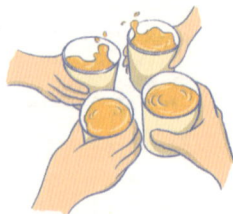

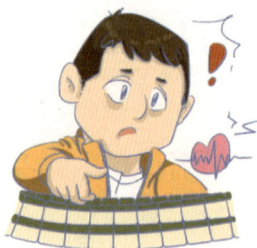

知识链接

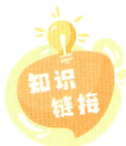

心脏神经官能症

心脏神经官能症是神经官能症的一种特殊类型，是指由于精神心理问题或神经功能失调，出现以心血管疾病有关症状为主要表现的临床综合征，也有部分患者为器质性心脏病合并精神心理问题，两者可互为因果，相互影响。

常见的症状

心悸、心慌、心跳速度加快，心前区疼痛，心脏紧促，全身游走性疼痛，焦虑，头晕头痛，气短，失眠多梦、精神不振。

可能会涉及的症状

肠鸣、胃胀气、肌肉跳动、濒死感、咽喉异物感、不真实感、负能量高。

部分症状经过对症治疗可以很快恢复，也有部分症状的治疗周期会比较长，但都可以得到有效治疗。

8

年轻的 "老年病"

小张同学最近觉得自己的身体状况不是很好，经常感觉胸部疼痛不适，总感觉闷闷的，气也不够用，还会没由来的心慌、头晕，小张觉得一定是自己身体出现了问题，正好下午没有课程安排便来到了医院，医生诊断为冠心病。小张充满疑惑，自己这么年轻，怎么会得"老年病"呢？医生解释道："冠心病发病率近年来越来越高，也越来越年轻化，所以您得冠心病完全不奇怪。主要是因为您的冠状动脉出现了粥样硬化。

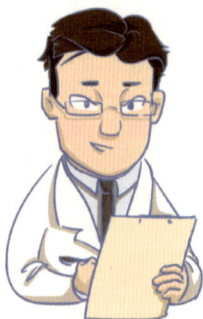

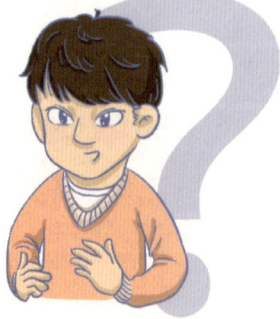

其实我们的血管就像一个封闭的管道系统，分布并走行在我们体内，我们的血液在血管内不断流动，而我所说的动脉粥样硬化相当于一些杂质堆积在管道内。一般会被堆积的动脉有冠状动脉、颈动脉和脑动脉。颈动脉是连接心脏和大脑的'交通要道'，负责运送心脏输出的血液来供给大脑。若颈动脉产生了斑块，会使颈动脉通道变细变窄，加之动脉血流的冲击，很容易导致斑块脱落随血液流动入脑，阻塞脑部血管，脑组织因缺血缺氧可发为脑梗死。同理冠状动脉和脑动脉粥样硬化也会导致相关心脑疾病。因此我们对您进行'心脑同治'，以预防和控制疾病的发展变化。"

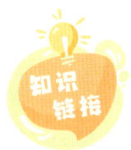

知识链接

出现8个现象，要小心！

如果在日常生活中出现下列现象时，应提高警惕是不是冠心病：

❶ 劳累或紧张时突然出现胸骨后或左胸部疼痛，伴有出汗或放射到肩、手臂或颈部。

❷ 体力活动时有心慌、气短、疲劳和呼吸困难感。

❸ 饱餐、寒冷、看惊悚影片时感到心悸、胸痛。

❹ 在相对封闭的场所，或上楼爬山时，比自己以前，特别比别人容易感到胸闷、心悸、呼吸不畅。

❺ 睡觉时如果枕头低会觉得憋气，需要高枕卧位；熟睡或噩梦过程中突然清醒，感到心悸、胸闷、呼吸不畅，需要坐起后才好转。

❻ 性生活时感到心跳、心悸、胸闷或胸痛不适。

❼ 长期发作的左肩痛，经一般治疗反复不愈。

❽ 反复出现脉搏不齐，心动过速或过缓。

9

"管道"堵了别忽视

拗不过自己女儿，张大娘最近不情愿的去医院做了一次全面检查，检查结果显示有冠状动脉粥样硬化，张大娘拿了检查结果就想回家，觉得自己的身体没有什么问题，女儿则不放心，直接把她带去了医生办公室。说明情况后医生劝道："大娘，不能不把自己的身体当回事，您现在可能没感觉有什么不太舒服的地方，但其实您的身体已经给您发出了一些信号。冠状动脉粥样硬化虽然属于年龄大的人的常见检查结果，但却是心脑血管疾病的主要病因，其实是很危险的。心脏

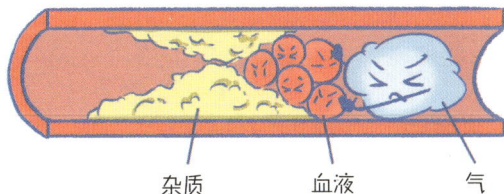

杂质　　　　血液　　　　气

的血管就好比我们家里厨房水槽的软水管，时间长了就会变硬，弹性降低，而血液中的杂质就好比我们倒在水槽中的残渣剩饭，慢慢地就会将血管堵住，致使血液通过减少。

心脏的血管粥样硬化会导致心肌缺少血液的供应，致使心肌缺血，严重的话会导致心梗。

脑动脉粥样硬化也是同理，脑组织缺少血液的供应，便会引起短暂性脑缺血发作，严重的话就会脑梗死、脑出血。中医学认为心脑血管疾病的发病机制基本相同，都是由于体内的气亏虚。气就好比是推动剂，推动着体内的水液和血液不断运行，输布到全身各处，而气不足，水液就会停聚，生成痰液。血液不能正常运行，就会出现血瘀。因此治疗是防止患者患更严重的疾病。补气，推动剂够了，就可以正常运行水液血液，这就是补气活血法，达到'心脑同治'的效果。"

什么是高血压

血压水平分类和定义（mmHg）

分类	收缩压		舒张压
正常血压	<120	和	<80
正常高值	120~139	和/或	80~89
高血压	≥140	和/或	≥90
1级高血压（轻度）	140~159	和/或	90~99
2级高血压（中度）	160~179	和/或	100~109
3级高血压（重度）	≥180	和/或	≥110
单纯收缩期高血压	≥140	和	90

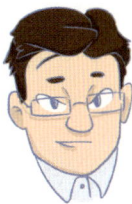

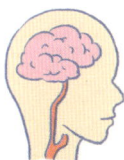

堵在大脑 ⟶ 脑卒中

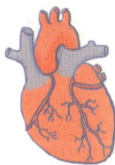

堵在心脏 ⟶ 心梗

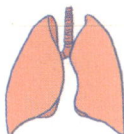

堵在肺部 ⟶ 肺栓塞

10

"突突"的退休生活

　　刘大爷终于盼来了他梦寐以求的退休生活，他计划着上午听听小曲，再拎着他最爱的八哥遛遛，下午和邻居陈大爷下下象棋，喝喝茶，晚上再看看比赛，这生活想想就美得很。可还没等张大爷开始享受生活，就时常觉得自己的心脏突突地跳个不停，总觉得好像

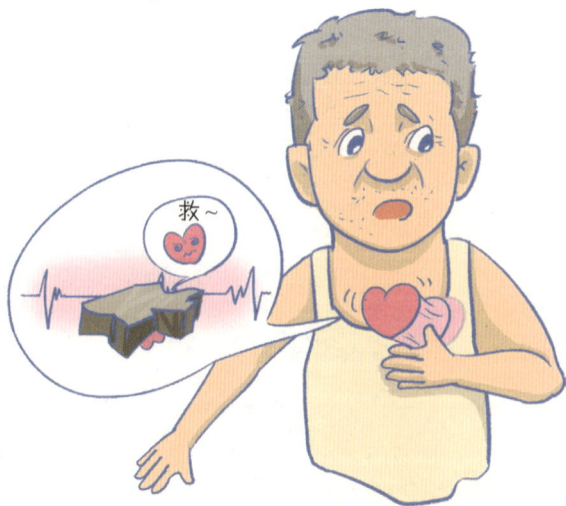

有块石头压在胸口，呼吸也费劲，还总是什么都没干就觉得自己累得不行，干什么都没精神。刘大爷心想这可不行，便去了医院，医生做了详细的检查，发现刘大爷之所以出现这些表现，是因为他得了房颤。

医生解释道："大爷，您这个病其实就是您心脏的传导系统出了问题，您的心脏就好比一个军队，从总司令部也就是窦房结发出收缩指令，传达到'心肌团长'，心肌按照一定的规律进行收缩，将心房里面的血液源源不断地向外输送。如果军队出现了叛乱，便无法各司其职，您的心脏就会出现突突突跳得很快或者是跳得很慢、不协调的现象，而您现在就是属于这种情况。这些叛乱分子会拉来更大的问题——血栓，血栓正常是附着在您的血管壁上，但是一旦掉落，就会沿着您的主动脉，到达您的颈动脉，从而引起脑梗死，到时候就不只是心脏问题，还会出现脑的问题，因此我们在治疗上需要'脑心同治'，这也符合中医学的未病先防和既病防变的养生原则。"

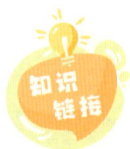

知识
链接

◎ **什么是房颤？**

　　心房颤动简称房颤。心脏可以分为上下两个部分，上层为心房，下层为心室。正常情况下，每次心跳都要经过"心房收缩 -- 心室舒张"的过程。房颤是心房由于老化、炎症等原因发生了快速而无规律的颤动，无法正常收缩舒张。此时，心脏泵血功能下降，心房内尤其是左心耳，由于血液瘀滞而容易形成血栓，一旦脱落可引发脑卒中。房颤还可引起心力衰竭。随着生活方式的改变和老年人口的增加，房颤发病率也在增加。

◎ **房颤有哪些危害？**

　　有患者形容，房颤发作时让人"心神不宁，很不舒服"。实际上，房颤患者的症状因人而异，包括心跳加快、心慌、胸闷、气短、乏力等不适症状，有些人甚至无症状。大多数人是夜间或劳累后休息时容易发作脑卒中，是房颤最严重的并发症。如果患者还存在高血压、糖尿病、体内有炎症等情况，就更容易形成血栓。脱落的血栓可栓塞在身体的任何部位。而大脑是心脏供血非常重要的一个器官，由于脑动脉与主动脉的角度，使得脱落的血栓易随血流栓塞在脑血管，导致脑卒中。

◎ 怎样才能发现房颤？

诊断房颤只要捕捉到发作时的心电图即可，不需要高精尖或者昂贵的设备。房颤的症状存在一定的个体差异性，不少患者是在入院治疗脑卒中时才发现自己患有房颤。如果有心慌不适、脉搏时慢时快、强弱不等、没有规律，或者胸闷气短、眼前发黑甚至晕倒等等这些情况，建议及时到医院做心电图检查，必要时做动态心电图检查，以明确自己是否存在房颤。

◎ 房颤如何治疗？

一是非药物治疗。在临床中发现，很多房颤患者存在肥胖、劳累、饮酒、呼吸睡眠暂停综合征、慢性炎症等情况。通过戒烟戒酒、控制体重、规律作息等方式，部分患者的房颤可以得到缓解甚至消失。

二是药物治疗。主要包括抗心律失常药物及

抗凝药等。规律用药可以在相当长的时间内避免或减少房颤的发作，搭配抗凝药可起到预防栓塞并发症的效果，但这需要在医生评估以后使用。

三是手术治疗。导管射频消融术，是一种微创手术，通过将导管放置于心脏内，以射频能量治疗心房病灶，达到根治房颤、有效预防栓塞、脑卒中的效果。符合手术指征的患者，发现得越早、做得越早，效果也就越好

需要强调的是，治疗房颤需要做到长时间、全方位的全程管理。无论是进行药物治疗还是手术治疗，患者都应定期复诊，管理好基础病，接受医生专业的用药指导。

第五章

"脑心同治"
理论临床调治

突然地出汗

神秘的胸闷

吃好药，更要吃对药

冰激凌杀手

赌神

……

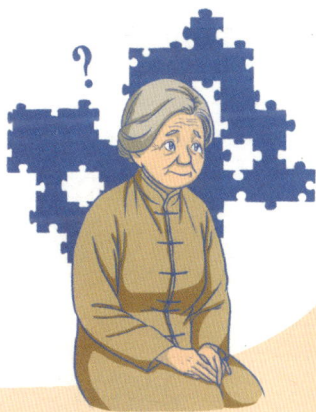

一、冠心病心绞痛

1

突然地出汗

　　王奶奶最近得了一种怪病，经常会莫名的出汗，坐着不动也会突然大汗淋漓。王奶奶并未在意，殊不知这种怪病正是冠心病的危险讯号。

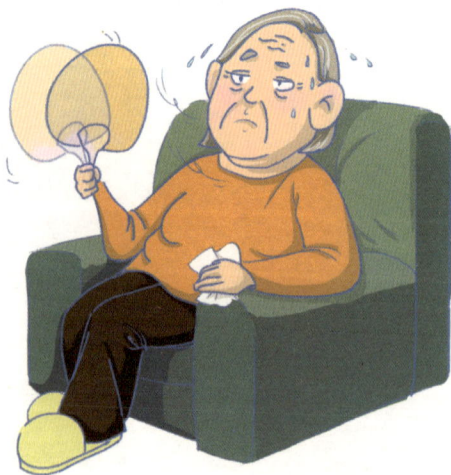

冠心病在发作时，通常会伴有交感神经的兴奋，导致人体出汗增多。实际上，冠心病患者的出汗是与其心肌缺血缺氧的程度是相关的，也就是说出汗的多少可以反映病情的严重程度。

中医学中有"心在液为汗"的说法，意思是汗是心的液体，也是心的重要组成部分。当心阳虚时会表现为汗出，冠心病在中医学中应是与"胸痹"相对应，而胸痹发病的重要病机就是阳气的亏损。由此可见，汗出与冠心病关系密切，莫名的出汗时一定要警惕冠心病的发生。

2

神秘的胸闷

　　小芳是一名年轻的上班族，每天都在忙碌的工作中度过。最近几个月，她时常感到胸闷气短，特别是在上楼梯或是步行一段距离后。她以为这可能是工作压力过大，也可能是因为体力不足，所以并没有太在意。然而，有一天早上，当小芳在家中做家务时，突

胸痛区域

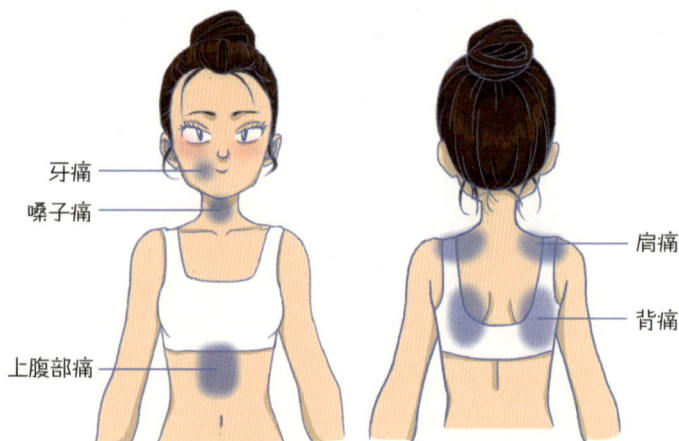

牙痛
嗓子痛
上腹部痛
肩痛
背痛

然感到剧烈的胸痛，伴随着呼吸困难和冷汗。她的丈夫立刻拨打了急救电话，将她送到了医院。医生检查后告诉小芳，她刚刚经历了一次心绞痛发作，这是一种与心脑血管疾病相关的疼痛。虽然这次发作并没有造成严重的损害，但医生提醒她要注意心脏健康，避免过度劳累和情绪波动。

胸闷、胸痛和气短可能是心绞痛的症状，这是由于心脏供血不足引起的。心绞痛可能是心脑血管疾病的早期表现，要引起重视。

心绞痛发作时，应立即停止活动，找个安静的地方坐下休息，并服用医生开具的药物。如果症状持续加剧或伴随出现恶心、呕吐、背部疼痛等症状，应立即就医。预防心脑血管疾病需要保持健康的生活方式包括合理饮食、适度运动、控制体重和规律体检等。

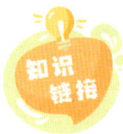

知识链接

早期识别心绞痛可通过以下几点来辨别：

1 部位 心绞痛的发作大多位于胸骨后或心前区，也可出现于上腹部至咽部的任何部位。

2 范围 ▶ 往往较广泛，为片状分布，常感到一片区域的刺痛。

3 性质 ▶ 心绞痛常为钝痛和灼痛，需要注意的是：老年人心绞痛发作时程度不如年轻人剧烈，而且有时老年人的心绞痛不是一种疼痛感觉，而是一种难以描述的不适感。

4 放射区 ▶ 心绞痛的疼痛部位不仅仅是胸部，常会放射到肩、上肢、颈或脊柱，心绞痛最常见的放射部位是左肩或左上肢，由前臂内侧直达小指与无名指这一范围。

5 发作起始症状 ▶ 心绞痛是由暂时的缺血与缺氧缓慢开始的，起初疼痛较轻，经数分钟后达到高峰，如一开始就是剧痛，以后逐渐减轻，往往不是心绞痛；

6 持续时间 ▶ 典型心绞痛的时间常为 3~5 分钟左右，很少超过 10~15 分钟。

　　注意以上几点有助于尽早识别心绞痛，当心绞痛发作时首先应立刻休息，一般在停止活动后症状即可缓解，较重的发作，可在使用作用快的硝酸酯制剂后达到缓解，其中最常用的是硝酸甘油片或硝酸异山梨酯，舌下含服，数分钟即可见效。如果出现疼痛程度较前加重，范围较广，持续时间长，伴有烦躁不安、出汗、恐惧、濒死感，且经以上治疗疼痛不能缓解时，要注意是否有急性心肌梗死的可能，应及时到医院就诊。

3

吃好药，更要吃对药

小刘经常加班熬夜，最近老是觉得胸闷胸痛，每次发作的时候都感觉左胸前刺痛，休息几分钟以后才能缓解。小刘上网搜索了一番，怀疑自己是得了冠心病。就诊后，医生证实了小刘的猜想，为他开了药，并且嘱咐他按时服药，注意休息，避免过度劳累。小刘回到家后，按照医嘱规律服药，症状也有所缓解。

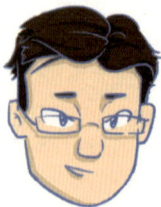

医生，为什么这个药对我没有用啊？

你们两个人的中医辨证不同，要根据个人情况按需开药，另外，擅自停药是十分危险的！

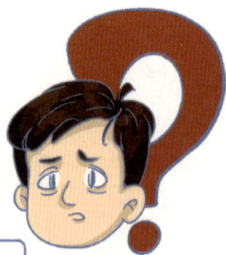

　　这天，小刘突然想起自己的二叔一年前也是得了冠心病。二叔当时找到了当地一位非常有名的中医，服用了中药以后他感觉效果十分不错，还跟亲戚朋友宣传开来。小刘急忙拨通了二叔的电话，询问到了二叔当时服用的药方，到药店买好了药材，自己在家煎煮起了中药，还擅自停掉了医生为他开的药。

　　令小刘没想到的是，几付中药服用下来非但没有效果，反而胸痛发作愈发频繁了。疑惑之下，小刘找到了为二叔诊病的中医，想要当面问清楚这药怎么就没效果了。原来啊，是小刘和二叔的中医辨证不同，小刘照着二叔的药方吃药根本就不对证，自然就起不到效果。服用中药一定要对应中医辨证的结果，再好的药方，只有正确的应用才是治病的良方。此外，未经医嘱擅自停药是十分危险的，吃中药就不能吃西药是错误的观点，反之亦然。中西医结合全面诊疗往往能优势互补，疗效更佳。

二、心肌梗死

1

冰激凌杀手

炎热的夏天，66 岁的于大爷和小孙女贪凉，一起享用美味的冰激凌。突然间，于大爷觉得前胸压榨性疼痛，呼吸困难，冷汗直流。家人立即将于大爷送往医院，以急性心梗收治入院。因就诊及时，经医护人

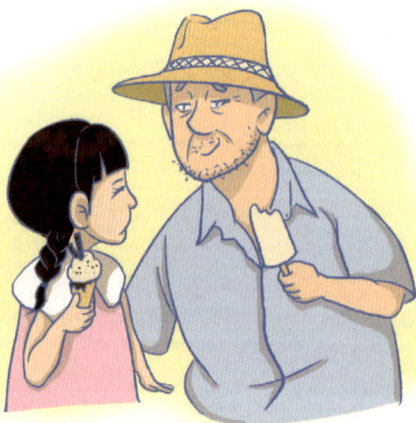

员的全力救治，于大爷的预后良好。

目前，市面上冰淇淋口味繁多，是夏季解暑佳品，但是心脑血管疾病的患者就不应该大量食用了。对于血管调整能力差的老年人，过量吃冷饮，会突然刺激胃，使血管收缩，血压升高，加重病情，易诱发心脑血管意外。而且冰淇淋属于高糖食物，对血脂、血糖影响较大。冰淇淋热量也高，过量摄入会引发肥胖，更会增加心脑血管的负担。

2

赌神

　　冯阿姨今年 59 岁，有高血压病史，但是冯阿姨并不在意，每一天都要去玩牌，是远近闻名的"赌神"，无论扑克、还是麻将都战无不胜。和往常一样，冯阿姨打牌打到接近凌晨 2 点。突然，冯阿姨紧捂胸口，

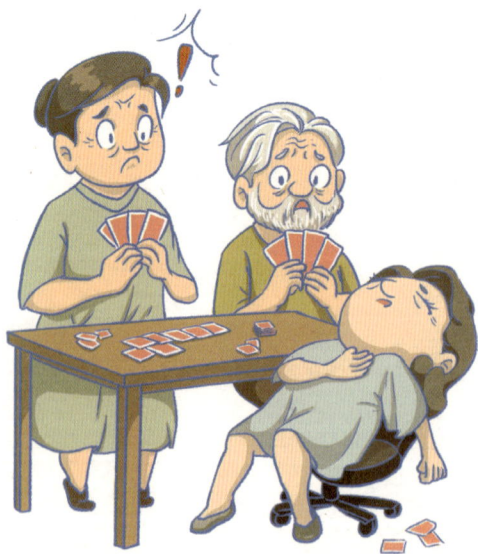

冷汗直流，服用硝酸甘油也不能缓解，同桌的牌友将冯阿姨紧急送往医院，以急性心梗收治入院，因送医及时，经手术后，冯阿姨预后良好。

冯阿姨经常熬夜，打牌时情绪又容易激动，交感神经长期处于兴奋状态，儿茶酚胺含量升高，心跳加快，血压升高，因此附着于血管壁的栓子容易脱落，堵塞在冠状动脉中就形成了心梗。所以无论是健康人群，还是患有心脑血管疾病的人群，都应保持良好的作息时间，维持稳定的心态。

3

突发的胸闷和气短

王女士是一名 45 岁的白领，工作繁忙，生活节奏紧张。有一天，她在办公室里突然感到胸闷、气短，甚至出现了恶心和冷汗。她感到非常不适，但因为工作忙碌，她并没有立刻求医。但后来症状越来越严重，同事们拨打了急救电话。急救人员迅速赶到，发现王女士的心电图异常，她被紧急送往医院。经过检查，张医生告诉她，她刚刚经历了一次心脏病发作，也被称为心肌梗死。她的冠状动脉中的血流突然减少，导

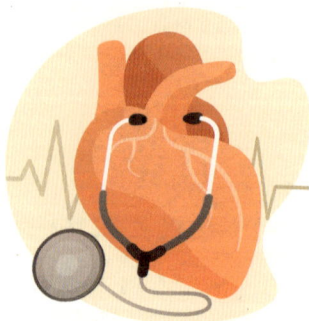

致心肌供氧不足，引发了胸闷和气短等症状。张医生为王女士进行了冠状动脉扩张手术，帮助其恢复了血流。王女士意识到自己的健康状况，决心改变不健康的生活方式。她学会了更好地管理压力，合理安排工作和休息时间，以及定期进行心脏健康检查。

医生解释，心脏病发作是由于冠状动脉中的血流突然受阻，导致心肌供氧不足，造成心肌组织死亡。胸闷、气短、恶心、冷汗等症状可能是心脏病发作的迹象，需要引起重视。预防心脏病发作需要关注心脏健康，要定期进行心脏健康检查控制危险因素。保持健康的生活方式，比如均衡饮食，定期锻炼，戒烟限酒。

三、心脏支架

1

"多情的心脏"

　　王奶奶因为冠心病，在体内植入了两个冠脉支架，医生告知王奶奶手术非常成功，并且叮嘱王奶奶回家以后要规律用药。

　　王奶奶回家以后仍然感觉胸闷气短、烦躁不安，

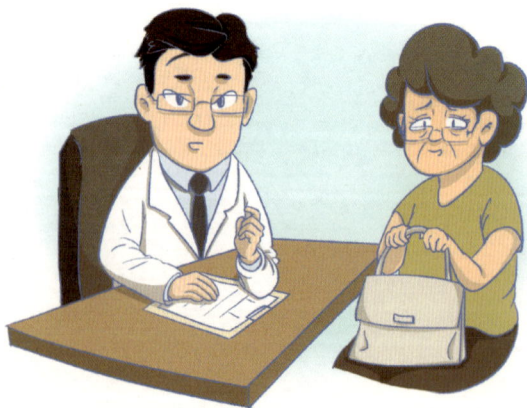

怀疑自己的冠心病是不是没治好反而又加重了。这可愁坏了王奶奶，急忙挂了号再次来到医院就诊。"我每天都按照医生的要求规律服药，可这症状怎么就不见好转呢？"面对医生，王奶奶提出了这样的疑问。医生耐心跟王奶奶解释道，之前的手术的确十分成功，复查的结果也显示王奶奶的冠脉没有出现新的问题，考虑王奶奶是由于"心理因素"导致的身体不适，建议王奶奶转去心理科治疗。王奶奶听从了医生的建议，经过药物、心理双重治疗，王奶奶很快便痊愈出院了。

其实，心血管疾病同心理疾病间存在着一定的关联。当人的心血管疾病发生时，心理健康问题也可能悄然出现；而精神心理上的不适也会导致心血管疾病的加重，这便是"双心疾病"。中医学认为，肝与心相互联系，相互影响。肝郁气滞，肝失条达，人就会出现情绪问题，影响心主血脉的功能，反之亦然。因此当心血管疾病发生时，也要注意心理问题的发生。

2

"下架" 后的烦恼

邻居赵大娘植入了 3 个心脏支架后，总能在手机里刷到 "下架" 后支架会脱落，会有并发症的小视频。赵大娘稍有胸闷气短的症状，便怀疑和下支架有关。导致每天惴惴不安，夜不能寐。后经朋友介绍，来到了专家门诊就诊，赵大娘在讲述自己病情的时候十分的焦虑、担忧。医生耐心地安抚了她的情绪，并向她解释下支架之后是不会发生脱落风险的。医生认为患者的焦虑情绪是由大脑产生的，根据 "脑心同治" 的理论，认为心脏出现的不适症状，也与大脑所产生的抑郁焦虑情绪有一定关系。医生运用 "脑心同治" 理论拟方，在改善心脏不适症状的同时，也用药物、言语开导等一系列的方式来改善患者的焦虑症状。两周后来复诊时，患者焦虑状态明显改善，胸闷、气短的次数也明显减少，睡眠质量也大幅度提高了。赵大娘非常感谢医生的治疗，让她回归了正常的生活。

知识链接

关于支架的疑问：

1 植入支架还能做磁共振吗？

要看支架的材料，近十来年安装的支架都不受影响，可以做磁共振，以前的不好说。

2 支架需要取出来吗？有没有寿命限制？

支架放进去就终身留在体内了，不会再取出了，所以理论上也没什么寿命限制。

3 植入支架后需要终身服药吗？

原则上，双联抗血小板药服用一年。如无禁忌，阿司匹林要终生服用，调脂药、降压药、降糖药根据自身情况遵医嘱服用。

4 血管狭窄多少需要植入支架？

一般血管堵塞 75% 就应该做支架手术了，但做不做还是要由医生来做专业的判断。

5 支架术后如何预防再狭窄？

①选择合适的支架；

②术后严格遵医嘱服用抗血小板药物；

③控制好血压、血脂等指标；

④保持健康的生活习惯。

3

工作很 "费心"

　　李叔叔是一个大忙人，由于工作原因，基本每晚都在外喝酒应酬，往常烟瘾也很大，一天平均一包烟。后因急性心梗住院，植入了两个心脏支架。出院后认为自己已经完全康复，与健康人没有区别，因此在日常饮食生活上，与急性心梗发作之前并没有什么改变。因为持续不良的生活方式，每天熬夜，加上思虑过度，两年之后李叔叔的血管再次狭窄，并经常伴有胸痛、气短，心悸等症状，于是去医院就诊，又植入了一个支架。

　　出院后，李叔叔来到专家门诊调理，医生解释说，植入支架后并不是万事大吉，熬夜，思虑过度，生气都会加重心脏病的症状。脑心是一体的，李叔叔的不良生活方式一定要调整，应该戒烟限酒，形成良好的生活方式，才能健康长寿。医生还为患者拟方来改善植入支架后的症状，根据辨证也额外加入一些安神益智的药物，以达到 "脑心同治" 的效果。一个月后，来复诊的李叔叔说自己回归健康的生活方式后，加上配合汤药治疗，心脏不舒服的次数明显减少。

知识链接

做完心脏支架手术的患者还要注意饮食调节、情绪调理、适度锻炼、遵医嘱服药、定期复查。

1 饮食调节

保持低盐、低脂、清淡饮食；多吃新鲜蔬菜水果等维生素丰富的食物；保持充足饮水；避免辛辣刺激、油炸熏烤等刺激性食物；戒烟限酒。

2 情绪调理

增强情绪对病情不良影响的认识，增强自我情绪控制和调理，不过喜过悲，保持平和心态。

3 适度锻炼

根据医生指导适度参与体育锻炼，提高身体抵抗力。劳逸结合，不过度劳累。早睡早起，切忌熬夜，保持充足睡眠。

4 遵医嘱服药

心脏支架术后患者要服用抗凝药物，避免发生支架内再狭窄。如果还伴有高血糖、高血脂等代谢性疾病，也需要按时服药。

5 定期复查

心脏支架术后第一年是再狭窄的高发期，所以要按时检查，一般就是术后半年、一年进行冠脉复查，每3个月进行心电图、心脏彩超、血液检查，出现不适随时就诊。

四、慢性心衰

1

治不好的咳嗽

入秋天气转凉，李爷爷不慎患上了感冒。服药治疗了一周，李爷爷除了咳嗽，已经没有了其他症状，可就是这咳嗽，即使是换了几种药物治疗，却怎么都不见好转。

无奈之下，李爷爷的家属只好带着他来到医院寻求医生的帮助。排除了呼吸系统的疾病后，经验丰富

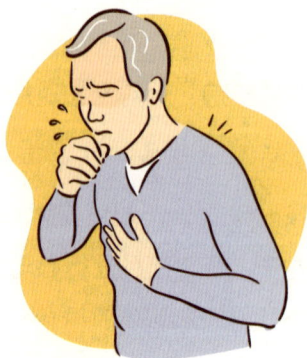

的医生马上有了自己的判断，李爷爷可能是心脏出了问题。经过检查，证实了医生的猜想，李爷爷是得了心衰。这让李爷爷很纳闷，这咳嗽怎么和心衰联系到一起了？

原来，感冒等呼吸道感染可能会导致心衰的发生或加重，而久咳不愈除了呼吸道的问题，还有可能是发生了心衰。这种情况多见于老年患者，一般表现为夜间的阵发性咳嗽，多为干咳，可伴有胸闷、憋气的症状；也可伴随咳嗽吐脓痰或白色泡沫，甚至带有血丝。总之，心衰患者应当预防感冒发生，而久咳不愈要警惕心衰发作。

2

心衰的秘密

　　王爷爷年轻时是篮球运动员，但随着年龄增长，他的身体逐渐出现了问题。最近几个月，王爷爷发现自己的脚踝肿胀，呼吸也变得困难起来，特别是夜晚躺下的时候，感觉好像有东西压迫着他的胸口，让他喘不过气来。王爷爷的女儿陪他去了医院，医生仔细检查后告诉他，他患有心衰。原来，心衰是一种心脏无法有效泵血的疾病，血液会在心脏内积聚，导致肺部充满液体，引发肺水肿。而王爷爷的脚踝肿胀则是心脏泵血不畅，血液回流到体内，引起体液潴留造成的。医生为王爷爷制定了详细的治疗方案。他需要每天按时服用药物，这些药物有助于减轻心脏负担，改善心脏的泵血功能。医生还建议他进行适度的锻炼，帮助增强心脏的功能和肺活量。此外，王爷爷还需要控制盐分的摄入，避免摄入过多的液体，以减少体液潴留。

　　医生解释，心衰是一种常见的心脏疾病，通过合理的治疗和生活方式的改变，可以有效控制病情，延缓疾病的进展。此外，控制盐分的摄入，适度锻炼，按时服药都是减轻心衰症状的重要措施。对于有心衰风险的人群，定期体检和医生的指导尤为重要，早期发现和干预能够提高心衰的治疗效果。

五、急性心衰

1

奇迹的心跳

　　张医生是一名心内科专家，他每天忙碌地为患者提供医疗服务。有一天，李先生被紧急送到了医院，他面色苍白，气喘吁吁，状况十分危急。张医生立刻

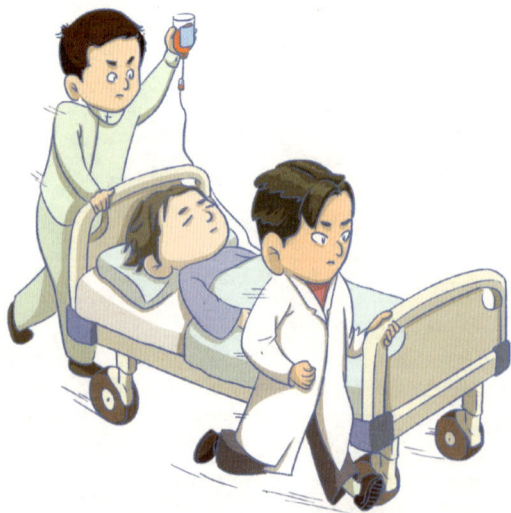

组织团队进行急救，将他送往急诊手术室。经过紧急检查，张医生确定李先生患有急性心衰，他的心脏无法有效地泵血，身体各器官供血不足。情况非常严重。张医生和团队用最短的时间为李先生制定了治疗方案。他需要接受的药物治疗包括利尿剂、血管扩张剂等，以减轻心脏负担，帮助心脏更好地泵血。也为他辨证开了中药处方，心衰得到了很好的控制。在康复期间，张医生耐心地为他制定了康复计划，包括药物治疗、适度的锻炼和健康饮食。患者的康复进展非常顺利，他的心脏功能逐渐恢复到正常水平。当他康复出院时，他感慨万分地对张医生说："您就是我的救星，您让我的心脏重新正常地跳动起来。"

急性心衰是一种危急的心脏疾病，需要紧急就医和治疗。预防心衰，要注意保持健康的生活方式，控制高血压、糖尿病等慢性病，定期体检。及早发现心脏问题，有助于更好地治疗和康复。让我们珍惜每一次心脏的跳动，守护健康，享受美好生活。

2

别让情绪伤了你的"心"

　　王阿姨是一名刚刚退休的车队司机，年轻时在街坊邻里间便是出了名的火爆脾气，经常同别人吵架斗嘴。没有了工作的束缚，王阿姨每天逛早市、养花、跳广场舞……有了大把的时间去享受生活。然而习惯了忙碌工作的王阿姨在短暂地享受了退休生活的轻松惬意后，渐渐开始觉得每天闲暇的日子无聊又乏味。

　　这天，王阿姨叫了女儿一家到自己家里吃晚饭。开饭前，王阿姨主动提出了自己想和老同事搭班开出租车的想法。本以为大家会感动自己对于家庭的付出，可让王阿姨没想到的是，家里人竟齐声反对她再就业的想法，女儿认为王阿姨既然退休了就应该好好享受生活，王阿姨本身患有高血压和冠心病，不应当再去冒险工作。就连一向支持她的丈夫也觉得老两口照顾好自己的身体才是对女儿最大的帮助，而不是出去工作让女儿挂念。王阿姨觉得好心没有被理解，倍感委屈，生气与不甘顿时涌上心头，原本温馨和谐的家庭晚餐时光，还未开始就在一家人的争执声中草草结束。王阿姨夺门而出，坐在公园的长椅上，直到女儿和丈夫劝到路灯都熄灭了才终于回了家。

余怒未消的王阿姨并未理会丈夫的示好，饿着肚子便独自去睡觉了。夜里，感觉胸口像是堵了一块大石头的王阿姨被憋醒了，试了很多方法后王阿姨的不适症状并未有明显的缓解。第二天一早，王阿姨在家人的陪同下来到了医院就诊。医生在详细了解了王阿姨的情况后，完善了相关的检查，最终确诊王阿姨是急性左心衰发作，对其进行了中西医结合治疗。

王阿姨的病例，有多处细节值得引起大家思考。其实，人们的很多习惯在不经意间伤了自己的"心"。

首先，情绪激动是诱发急性左心衰的重要原因之一，剧烈的情绪波动会使交感神经兴奋，心率增快、血压升高，心肌耗氧量增加，心脏负担加重，引起心肌缺血。长期积累下，可能导致心脏结构和功能的改变，如心肌纤维化、心脏扩大等，最终可能导致心力衰竭。

其次，基础疾病是诱发急性左心衰的"定时炸弹"。冠心病、高血压等是心力衰竭的常见病因，心力衰竭发作也会使原发病加重，导致恶性循环，增加治疗难度。如果冠心病患者出现胸闷胸痛或症状加重，要及时就诊，积极改善心肌供血，避免心衰加重；高血压患者要控制血压。

任性的王阿姨因衣着单薄长时间逗留在公园中感受了风寒邪气，引发呼吸道感染，导致肺部渗出液增多，支气管水肿、痉挛，也会加重心脏负担。感染如果合并发热，导致心跳增快，或者细菌、病毒侵犯心脏，导致心肌损伤，都会诱发心衰。王阿姨的故事告诫大家，情绪刺激可能引起心脏严重疾病，脑与心在病理上有密切的关联。

3

"消失"的气和脑心有关

　　周爷爷近两天一直被夜间的睡眠问题所困扰，每每夜深人静周爷爷睡得正香甜时，总会突然感觉胸口仿佛压了一块大石头，压得自己喘不过气，从而被憋醒。醒来后的周爷爷坐在床上大口大口地喘着粗气，缓上一会儿才能逐渐平复。周爷爷的老伴一周前突发了脑卒中，看着病床上尚未完全脱离危险的老伴，周爷爷心里的担忧与焦躁的情绪难以抑制，想着自己应

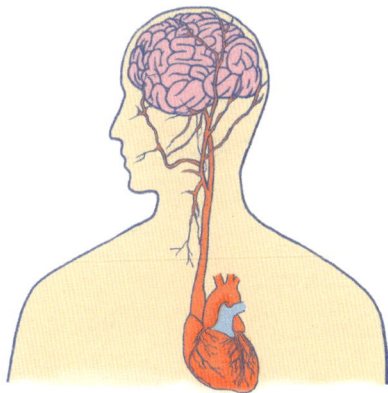

该是因为老伴生病而跟着上火了，所以才胸中憋闷，夜不成眠。周爷爷本想挺一挺，休息休息也就好了，可一连几天下来仍是如此，并且白天也时有呼吸不畅的情况发生。周爷爷本身患有冠心病，恰逢他复诊的日子快要到了，子女们出于担忧，决定提前带着周爷爷到医院就诊。

于是这天，周爷爷在子女的陪同下来到了医院。在询问病史的过程中，周爷爷的子女提出"大夫，我爸爸他最近老说上不来气，能不能给我爸爸查一下肺呢？"医生警觉地意识到周爷爷的问题根源可能并不在肺，于是围绕周爷爷呼吸困难的情况进行了详细问诊，在完善了相关的检查后，确定了周爷爷夜间经常憋醒的根本原因在于心脏，是急性左心衰发作所引起的夜间阵发性呼吸困难。找到了问题的根本所在，通过调整中药汤剂，配合规范化的西药治疗，周爷爷的病情很快得到了缓解。

再次来复诊时，周爷爷夜间憋醒的情况已经完全消失了。呼吸困难其实是绝大多数急性左心衰就诊的第一临床症状。急性左心衰发生时，会引起肺瘀血甚至肺水肿，由于肺部瘀血，肺部的氧气交换相对受到阻碍，加上人在睡眠中，迷走神经的张力增高，小支气管较白天处于收缩状态，平卧时膈肌上抬使肺活量减少等原因导致肺部瘀血进一步加重，就出现憋气要坐起来的情况，这就是所谓的"夜间阵发性呼吸困难"。有的人坐起来后，深呼吸几下，数分钟后这种感觉就会慢慢消失；但有的人可能会更严重，不仅感到呼吸困难，还可能有咳嗽、咳出白色泡沫痰、气喘、嘴唇发紫等症状，出现上述情况要注意及时就医。

此外，周爷爷本身就有心血管疾病，在突然的刺激下产生紧张、焦虑、恐惧不安等情绪，导致身体内促进血管收缩的物质分泌增加，也会使气道内黏液分泌增加，从而影响呼吸。因此，有心血管疾病的患者应当注意，避免情绪过激诱发心血管疾病。

六、失眠

1

长夜漫漫，有心却难眠

金秋九月，小张同学怀揣着激动的心情开始了自己的大学生活。摆脱了高考的压力，没有了复习课业的任务，紧凑的生活节奏突然慢了下来，小张同学有了大量时间自由支配。结束了白天的课程，晚上就是自己的欢乐时光，聚会逛街、运动休闲、熬夜追

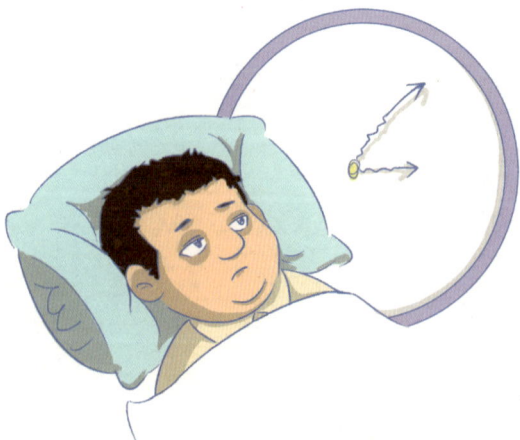

剧……长夜漫漫，无心睡眠，多睡一分钟，快乐就少一分。

转眼来到了期末考试，夜晚的欢乐暂时被紧张的复习所取代。期末考试很快就结束了，随之而去的还有小张同学并不珍惜的正常睡眠，如今有心睡觉也难以入眠了。是什么偷走了小张同学的睡眠呢？首先，睡前躺着玩手机会在不知不觉中影响睡眠，电子产品发出的蓝光会抑制褪黑素分泌。再者，晚睡会导致饥饿感，让人想吃夜宵。而睡前吃太饱，身体忙着消化食物，难以产生困意，从而引起失眠。中医学认为，子时是肝经主时，此时须平卧入睡，肝脏才能更好地回血和排毒。因此，要尽量在晚上 11 点前入睡。

七、脑卒中

1

突然的失语

　　李先生是一名年过五旬的退休教师，生活安宁祥和。然而，有一天早上，当他和家人聊天时，突然发现自己无法说出话来，只能发出一些含糊不清的声音，他感到非常恐慌。家人立刻将他送往医院。经过检查，

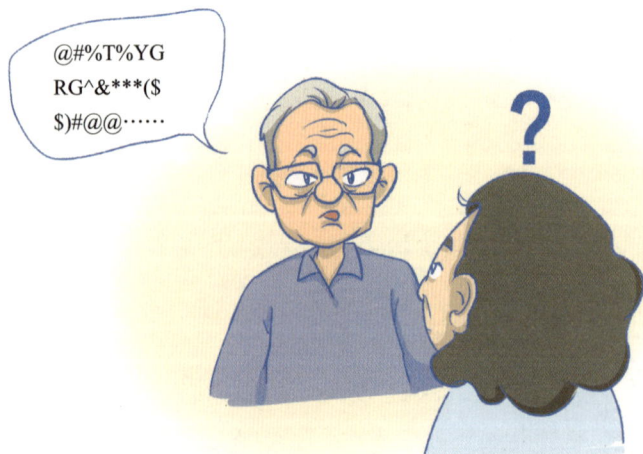

张医生告诉李先生，他刚刚经历了一次短暂性脑缺血发作，也被称为"短暂性脑卒中"或"迷走神经卒中"。虽然症状很快就消失了，但这是一个警告信号，可能预示着更严重的脑血管问题。张医生建议李先生进行全面的健康评估，包括心脑血管检查和生活方式的调整。医生还强调，高血压、高血脂、糖尿病等心脑血管危险因素会增加患脑卒中的风险。

李先生决定积极配合张医生的建议，调整饮食、增加运动，以及定期服用医生开具的药物。

短暂性脑缺血发作是指脑部供血暂时中断，导致大脑功能受损，但症状在短时间内恢复正常的情况。这可能是脑血管疾病的一个早期迹象，需要引起重视。短暂性脑缺血发作也被称为"微卒中"，可能是更严重的脑卒中的前兆。定期测量血压、血脂和血糖，遵医嘱服药，合理饮食，戒烟限酒适度运动，都有助于减少脑血管疾病发作的风险。

2

爱美的遗憾

王阿姨今年 60 岁了，穿着打扮时髦。在深秋的东北依旧穿着单薄的风衣。有一天清晨，王阿姨发现自己的左侧肢体麻木无力，行走困难，嘴也是歪的，她的家人很快意识到有可能是脑卒中发作，马上叫救护车送往医院。但因错过了最佳溶栓时间，只能进行了取栓和支架植入手术，挽回了王阿姨的生命。经过术后的积极康复治疗，王阿姨左侧肢体麻木也有好转，但恢复如初的希望渺茫。

春捂秋冻中的"秋冻"并不适合患有心脑血管疾病的老年人，秋季的昼夜温差大，心肌梗死及脑梗死的发病率升高。无论是心肌梗死，还是脑卒中的患者，时间就是生命，越早开通血管，对患者的获益越大。对于有高血压、高血脂、糖尿病或既往脑梗死，心肌梗死等危险因素的患者，应按时按需添加衣物。一旦出现头晕、头痛、肢体麻木不利，言语不清或者心前区剧烈疼痛的症状应及时就医。

冬季为什么频发心脑血管疾病

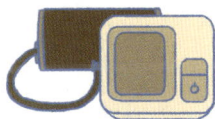

血压易波动

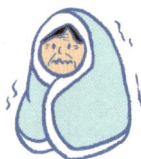

气温低

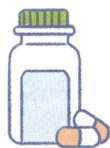

维生素 D 缺乏

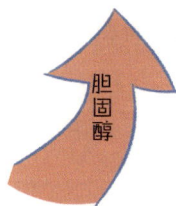

胆固醇升高

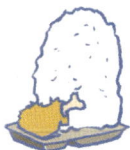

饮食和肥胖

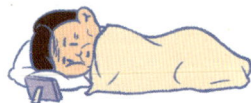

体力活动较少

3

死神酒局

　　王先生今年 45 岁，平素工作压力大，酒局多，对饮食不控制，不爱运动，体型肥胖。他在 40 岁时，就被诊断为二级高血压、血脂异常，但他并没有规律服药，血压、血脂控制欠佳。一天，王哥还是像往常一样，去酒局赴约，酒过三巡，突然感觉自己剧烈头痛，

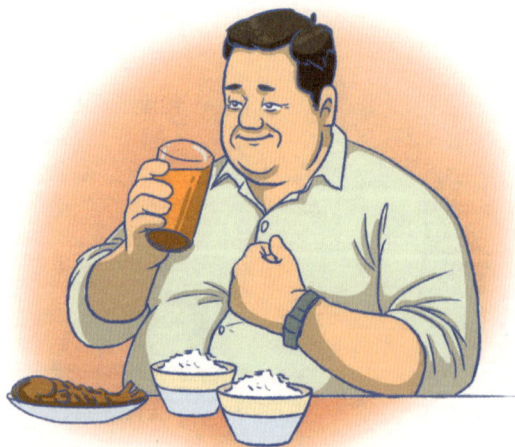

左半侧身体麻木、无力、不能控制，视物昏蒙，恶心，呕吐。同桌的酒友立刻拨打120，将王哥送到医院。经急诊检查，诊断为缺血性脑卒中收治入院。虽救治及时，挽救了生命，但是很难恢复到发病前的状态。

王先生长期酗酒，酒精的吸收与排泄都较快，过量饮酒后血浆中有收缩血管作用的儿茶酚胺浓度升高，导致血压升高。经常饮酒的人一般都喜欢用口味偏重的咸辣菜下酒，大量的钠又会导致血压增高。在急性酒精中毒的兴奋期，交感神经兴奋、心跳加快、血压升高，管壁薄弱的脑动脉更易破裂而发生脑卒中。因此饮酒应适度，更不可酗酒。

4

突如其来的头晕

在一个阳光明媚的早晨，小刚正在公园里晨练。突然，他感到头晕目眩，差点失去平衡。他坐在长椅上休息片刻，以缓解这种奇怪的感觉。他认为这可能

脑卒中的表现

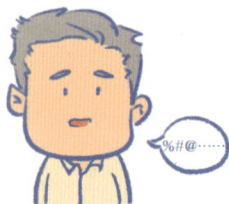

说话不清或
理解语言困难

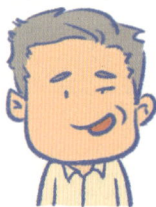

一侧面部麻木
或口角歪斜

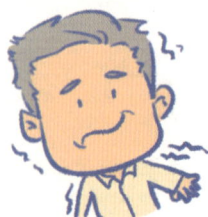

一侧肢体
无力或麻木

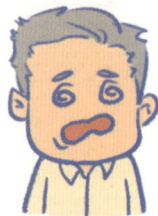

一侧或两侧视力
丧失或模糊

是早上起得太早，疲劳导致的，所以没有太在意。几天后，在办公室里，小刚再次感到头晕，这一次伴随着恶心和心跳加速。同事们建议他去医院检查，但他觉得自己可能只是有些劳累，依然没有太在意。几天后的晚上，小刚突然出现口齿不清、左半身无力的症状，他的家人立刻意识到不对劲，紧急送他到医院。经过医生检查，医生告诉他，他刚刚经历了一次脑卒中。幸运的是，他及时就医，脑部损伤较小，但提醒他要警惕未来的心脑血管风险。

　　突发的头晕和目眩可能是心脑血管疾病的征兆之一，特别是缺血性卒中的前兆。口齿不清、肢体无力等症状也可能是脑卒中的表现。这些症状可能意味着脑部供血不足，需要紧急就医。此外，保持健康的生活方式和定期体检也是预防心脑血管疾病的重要措施。

5

冲动的惩罚

　　钱大姨今年 66 岁，是一个脾气很急的人，常常因为与老伴儿意见不合而争吵，钱大姨往常也不是很注意饮食，作息也并不规律。并且已经有高血压、糖尿病病史 15 年了。有一天，钱大姨因为一点小事儿与老伴意见不合，产生了剧烈的争吵后突然感觉剧烈头痛、

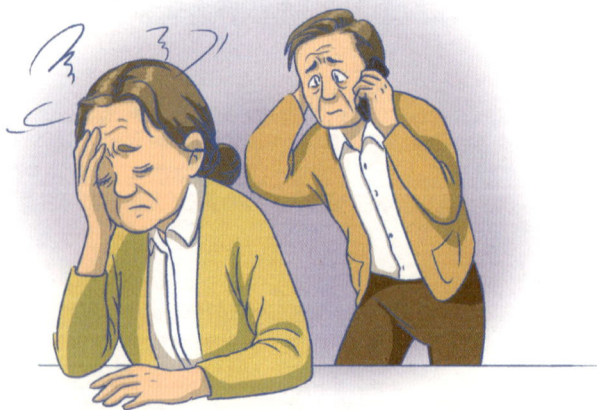

恶心、呕吐，步态不稳，肢体无力，右半身麻木，不能活动。老伴叫救护车紧急将钱大姨送往医院就诊，以出血性脑卒中收治入院。钱大姨的运气不错，因受损部位较小，康复训练也很认真，身体恢复得不错，虽然不能像以前一样，但是生活可以自理。

钱大姨患有基础疾病，会长期刺激血管内皮，甚至侵蚀内皮造成血管的破损，又因为情绪激动，使肾上腺激素分泌增多，而造成血压升高。

本身有高血压、动脉硬化、脑动脉瘤、血管畸形的患者较易出现脑血管破裂，易出现脑卒中风险。钱大姨并不是个例。因此，为了心脑血管健康，应保持身心舒畅。

6

警示的午后

　　李叔叔是一位忙碌的白领，工作压力很大。一个炎热的午后，他正在办公室里埋头工作，突然感觉到剧烈的头痛，头部好像被什么东西猛击了一下。他还感到头晕和恶心，视线有些模糊。李叔叔本能地揉了揉太阳穴，希望缓解一下头痛。但是头痛没有减轻，反而变得更加剧烈。他感觉到头皮和脖子后面有些发麻，想起之前在电视上听到的一些对脑卒中症状的介

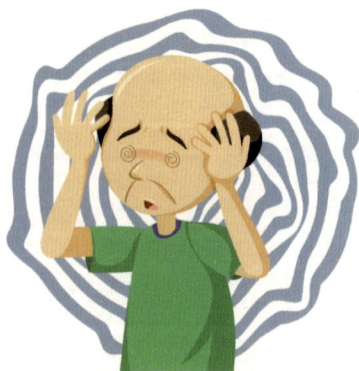

绍，其中就包括突然出现的剧烈头痛和头晕。他心中一紧，立即拨打了急救电话，让同事帮忙通知家人。救护车很快赶到，医生进行了检查后认为李叔叔可能有脑出血，他被紧急送往医院接受治疗，幸运的是，及时的救治挽救了他的生命。

脑出血是一种严重的脑血管疾病，通常是由于脑血管破裂导致大量血液进入脑组织引发剧烈头痛、头晕、恶心呕吐、意识障碍的表现。脑出血需要紧急治疗，以避免严重后果。如果突然出现剧烈头痛等症状要及时就医，以确保及时救治。通过科学的健康管理，我们可以减少心脑血管疾病的风险。

八、高血压

1

同病不同治

刘爷爷向来十分注重保养自己的身体，除了因家族遗传导致的高血压，几乎没有什么不适。最近刘爷爷的血压波动较大，于是选择住院治疗。闲暇之余，刘爷爷经常跟相邻病床五十多岁的"小伙子"交流经验、探讨病情。交谈之中得知两人病情大致相仿，刘爷爷对这个邻居更是倍感亲切。不过细心的刘爷爷很快就发现，护士在发药时，总是多给邻居几种，刘爷爷心里不禁泛起了嘀咕，怎么同样的疾病、相似的病情，治疗上还不一样了呢？

于是刘爷爷找到了为他治疗的医生想要问个清楚，是不是有什么"好药"医生没给自己用。医生听了刘爷爷的话以后哭笑不得，赶紧调出了刘爷爷和他"邻居"的化验结果，指着"同型半胱氨酸"这一项结果跟刘爷爷解释，"邻居"多吃的那些药是治疗高同型半胱氨酸血症的，刘爷爷的这项化验结果正常，所以不需要吃。

知识链接

　　高同型半胱氨酸血症是一种以血液中同型半胱氨酸升高为特征的疾病，通常指同型半胱氨酸＞ 15μmol/L，多由于缺乏 B 族维生素所致。该病的大部分患者都没有症状，但却与严重的心脑血管疾病、痴呆和骨质疏松性骨折密切相关。在我国，有大约 3/4 的高血压患者会同时患有高同型半胱氨酸血症，这类患者患脑卒中的概率是单纯高血压患者的 4 倍，所以要尽早干预、积极治疗、严格控制。刘爷爷听后恍然大悟，便不再纠结了。

2

守护健康的约定

李叔是一个忙碌的上班族，工作和生活的压力很大。早上匆匆吃个面包，午餐时随便吃点外卖，晚上下班后和朋友们喝酒聊天，回到家经常已经是深夜。可是近来李叔常常感到头晕、头痛，偶尔还会有心悸和气短的情况。有一天，李叔在地铁站等车的时候，突然感觉头晕目眩，眼前一黑就晕倒在地。幸好旁边有热心的市民及时呼叫了急救车，将他送到了医院。医生诊断他患有高血压性心脏病。原来，长时间的高血压和不良的生活习惯导致他的心脏负担加重，甚至出现了心脏病的症状。李叔深知，只有保持健康的生活方式，才能真正守护好自己的心脏。他决定和自己做出一个约定，不再让工作和压力占据生活的全部，要改变不良的生活方式，为自己的心脏健康做出调整。

高血压性心脏病是高血压导致的心脏疾病，可能引起心脏肥大、心力衰竭等问题。合理的生活习惯对于预防和控制高血压性心脏病至关重要。定期测量血压，保持适当的体重，均衡的饮食，适度的运动，有效应对压力，都能有助于减少心脏病的风险。

高血压的诱因

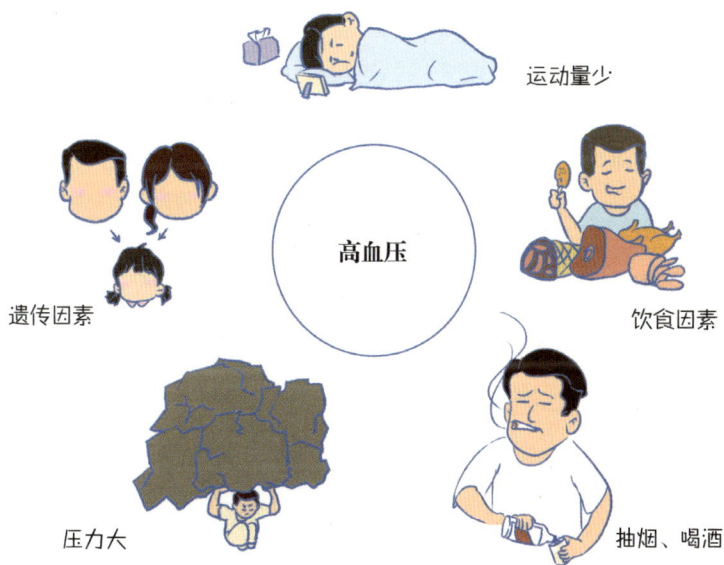

运动量少

遗传因素

高血压

饮食因素

压力大

抽烟、喝酒

九、糖尿病

1
突然变好的胃口

小王是一名程序员，每天繁重的工作让他不得不长时间坐在电脑前。久而久之，小王的体重日渐增长，家里体重秤的压力也是与日俱增。看着镜子里越发圆润的肚子，小王感到十分苦恼，屡次下定决心减肥，但却因为难以抵挡美食的诱惑，都以失败告终。

然而神奇的事情发生了。近来小王突然胃口大好，秉持着"吃得多就代表身体需要"的信念，小王将暴食的罪恶感抛之脑后，尽情享受美食所带来的喜悦感。令人惊讶的是，体重秤上的数字却在不断变小，不禁令小王窃喜。

随着体重不断下降，小王心中越来越不安。经过医院系统的检查，小王被确诊为糖尿病。原来，"多吃反而瘦"并不是小王获得了超能力，而是提示患上糖尿病的重要信号。

　　糖尿病典型的症状包括"多饮、多食、多尿及体重减少"，也就是所谓的"三多一少"。而小王长期缺乏运动，身体肥胖等因素也是导致糖尿病发病的关键。糖尿病作为脑卒中、冠心病等心脑血管疾病的发病危险因素不容忽视。

2

看不见的 "糖"

　　小李从小就是个胖娃娃，热爱美食，讨厌运动，以至于人还未到中年，糖尿病就找上了门。小李看着镜子里胖胖的自己，摸着自己一口一口吃出来的肚腩，低头沉思却看不见自己的双脚，令他大受打击，下定决心，锻炼身体，即刻减肥。

　　为了减肥，更为了健康，小李制定了严格的计划。除了每天的体育活动，小李在饮食上也是下了很大功夫，他一改从前的饮食习惯，每天都多吃蔬菜少吃肉，还网购了大量的燕麦片代替米饭馒头作为主食，每一餐吃的量甚至都精确到了克。

　　然而，一段时间下来，血糖仪上的数字却让原本信心满满的小李疑惑不解，他只能寻求医生的帮助。了解了情况的医生怀疑是小李的饮食出了问题，可小李据理力争，拿出购买燕麦片的订单给医生自证 "清白"。医生看了看，瞬间明白了问题所在。原来小李购买的是经过深加工的麦片，这类麦片在制作时，厂家为了提升口感会在其中添加大量的糖、奶精、香精、果干等，食用后不仅不能达到减肥控糖的目的，反而会令血糖升高。糖尿病患者选择麦片时，应当选择配料表中只有燕麦的"原味麦片"。此外，米粥、土豆泥、藕粉以及煮久的白面条等也是容易被忽略的升糖食物。

3

消失的糖块

　　吴奶奶今年 72 岁了，平素喜好甜食，有时候还偷吃孙女的糖果。一天傍晚，吴奶奶忽然觉得胸闷、胸痛，气短。家人急忙送吴奶奶去医院就医，以不稳定型心绞痛收住院。在常规入院检查时发现吴奶奶的血糖已经可以确诊为糖尿病了。吴奶奶的家属感到奇怪，吴奶奶平素体健，怎么会同时出现心绞痛和糖尿病

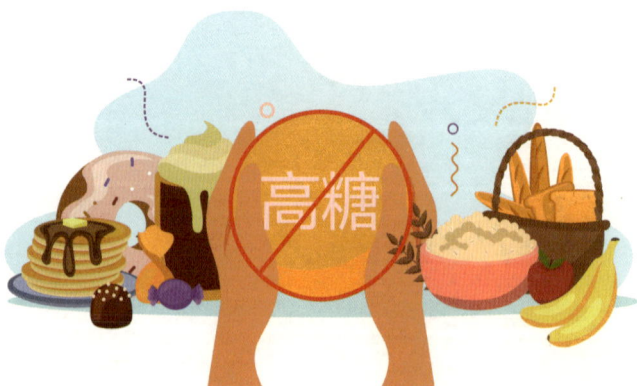

呢？直到小孙女说出了自己糖罐子里总会消失糖块的事情，大家才恍然大悟。

其实，吃糖虽不能与得糖尿病画等号，但是老年人的代谢较差，长期不健康的饮食，加大了罹患糖尿病的风险，因吴奶奶的年岁较大，长期血糖控制不佳，导致血管内皮受损，长此以往形成斑块，加大了罹患心脑血管疾病的风险。老年人应该健康饮食，不贪食肥甘厚腻的食物。如若身体不适请及时就医。

十、风湿免疫病

1

羊汤的秘密

　　赵大婶被邻居们戏称为"真正的天气预报"，原因竟是赵大婶患有风湿性关节炎，每到阴天下雨的时候，赵大婶的关节总会提前向她发出预警，疼得她出不了门。久而久之，邻居们一看她不出门，就知道准要变天了。

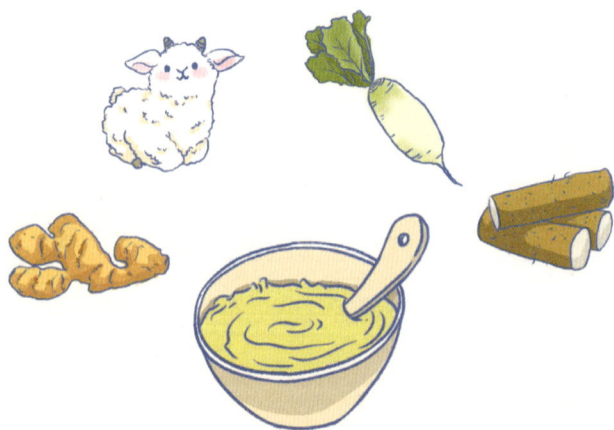

　　不过最近赵大婶却是一反常态，阴雨天气不但能出门，甚至自己去买个菜也不成问题。追问之下，原来秘密都藏在一碗羊汤里。近几年来，每到夏季尤其是入伏以后，赵大婶总会吃上热乎乎的羊肉，喝上暖洋洋的羊汤。中医认为羊肉味甘大热，能补虚祛寒、温养气血，对于那些一到冬天病情就反复发作，或者加重的慢性疾病患者，中医辨证为虚寒证者可适当食用。

　　很多人认为喝羊汤、吃羊肉应当在冬天寒冷之时才有滋补的作用，殊不知在炎热的三伏天正是"冬病夏治"的好时机。但要注意烹饪方式应当清淡，避免"上火"。配料搭配上生姜、山药、白萝卜都是不错的选择。不过，药食虽好，更要适合自己才行，如果中医辨证为实热或阴虚内热者不宜食用，否则会适得其反。

2

勇气之心

　　小明活泼好动，喜欢和小伙伴们一起跑跳玩耍。可是近来小明发现自己的体力下降，甚至在爬坡时会出现气短、心跳加速的情况。小明不再像从前一样活跃了。他的家人察觉到他的变化决定带他去医院，经过一系列的检查，医生诊断小明患有风湿性心脏病，这是一种由于喉咙感染引起的自身免疫反应，导致心

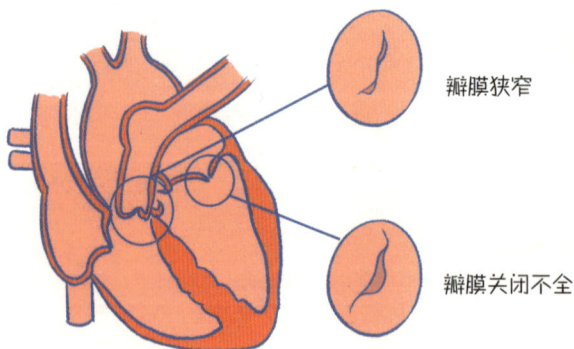

瓣膜狭窄

瓣膜关闭不全

脏瓣膜受损的疾病。虽然这个结果让小明的家人感到很难过，但他们并没有放弃。他们带着小明去了大医院寻求更专业的治疗意见。在张医生的指导下，小明开始接受规范的治疗，包括药物和定期检查。

风湿性心脏病是一种常见的心脏疾病，主要影响心脏瓣膜，导致瓣膜功能受损。及早发现和规范治疗是关键，包括药物治疗、手术等。此外，预防喉咙感染也有助于减少风湿性心脏病的发生。

十一、脑心小问题

1

小心中年"痴呆"

张女士最近很苦恼，自己明明才是四十岁出头的年纪，怎么就提前得了"老年痴呆"了呢？为什么这样讲呢？原来啊，是记忆力下降困扰了她。

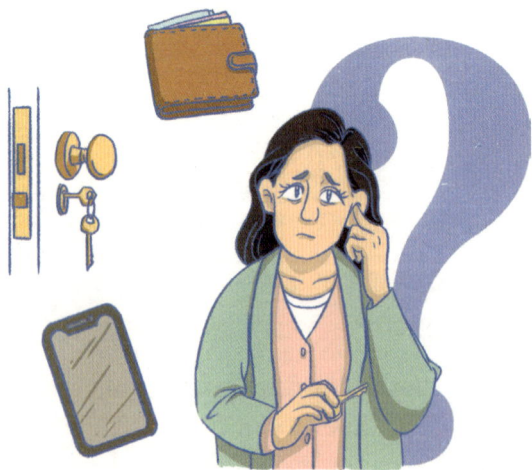

　　根据张女士的自述，自己上学的时候头脑是出了名得好，每次诗词背诵，不敢说全班最快，至少也是前三名。可最近张女士的记忆力突然变得非常不好，出门忘记带钥匙、逛超市总是少买几样蔬菜、已经出了小区大门还得回家确认是否锁了门……头脑昏沉，做事不能集中注意力，整个人困倦无力，张女士陷入了严重的自我怀疑，自己是不是真的"痴呆"了？

　　答案是否定的。其实张女士记忆力下降、头晕、注意力不集中等一系列症状都是在提示她身体"缺氧"了。年龄的增长、精神压力大等因素会影响人体的摄氧能力，一旦身体缺氧了，会直接影响循环系统、神经系统等，严重者甚至可以导致心肌坏死、呼吸停止等后果。

2

消失的她

郑奶奶今年 79 岁，三年前因脑干梗死住院，经系统的康复治疗后，可以自己进行日常的起居活动，但是还是存在认知功能障碍问题。一天清晨，郑奶奶的女儿发现郑奶奶并未和往常一样在家中洗漱等待吃早饭，遍寻不见的情况下急忙出门寻找，幸好在小区中

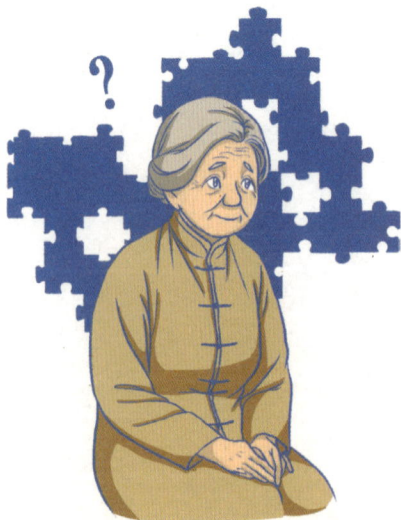

的凉亭里找到了郑奶奶。

严重的脑梗死会导致患者的认知功能和智力减退。如果中风在脑叶里影响额叶、颞叶，可出现智能障碍，出现额颞叶痴呆。如果患者的年岁较大，基础病较多，血管弹性较差，血管内皮损伤，形成粥样硬化，导致双侧脑半球存在很多梗死灶，可能会在后期并发血管性痴呆，主要表现为智力下降、记忆力减退、出门忘事，甚至严重到出门找不到家，这两种情况都要用改善智力的药物进行预防。

3

办公室的哈欠

　　每天下午，办公室都萦绕着浓浓的困意，好多员工都哈欠连连，大家以为这不是什么大问题，认为是上班过于疲惫，有一点困意是正常的。谨慎的小刘是张教授的邻居，有一天下班偶遇了张教授，就问她办公室里哈欠连连的现象是什么原因。张教授说：这

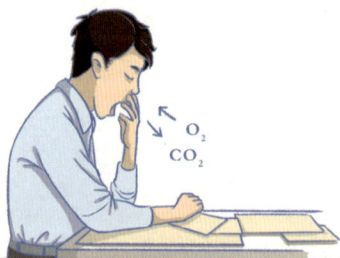

肺的工作原理

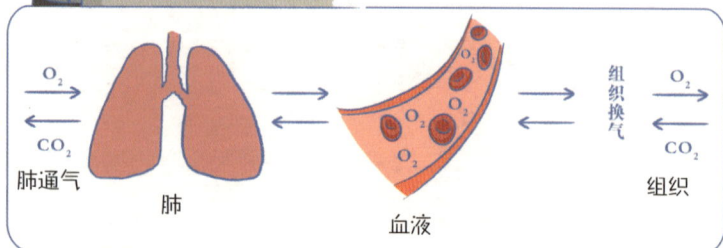

O_2
CO_2

O_2　　　　　　　　　　　　　　　　　　　　组织换气　　O_2
CO_2　　　　　　　　　　　　　　　　　　　　　　　　　CO_2
肺通气　　　肺　　　　　　　　血液　　　　　　　　组织

不是简单的上班疲惫问题，心脑血管缺氧的典型症状之一就是哈欠连连，这种情况很有可能是心脑血管在呼救。

人体吸入的氧气主要通过呼吸系统在肺泡内进行血氧交换，进入血液与血红蛋白结合成氧合血红蛋白输送到全身各组织。各种情况导致氧的供应或利用，不能达到脑组织代谢需要的最低水平，都会导致脑缺氧。外界、生理性及病理性的因素都可导致血中氧含量不足，二氧化碳增多。当血液中二氧化碳高于正常水平，就会刺激呼吸中枢，引起人的深呼吸运动——打哈欠，使血液中增加更多的氧气，排出更多的二氧化碳。

所以频发的打哈欠并不是小事儿，很有可能是心脑在呼救！

4

称职的护士长

　　老李是心内科病房住院的一个患者，一位热心肠的大爷，每一天都尽己所能地帮助别人。但最近几天，李大爷的话开始变少，沉默寡言了起来，细心的护士长发现了这一问题，原来李大爷最近孙子生病了，他很忧心，每天闷闷不乐，处于焦虑状态，近几天乏力、气短症状也有所加重。护士长向主管大夫汇报这一情况后，让护士长每天对李大爷进行耐心地开导沟

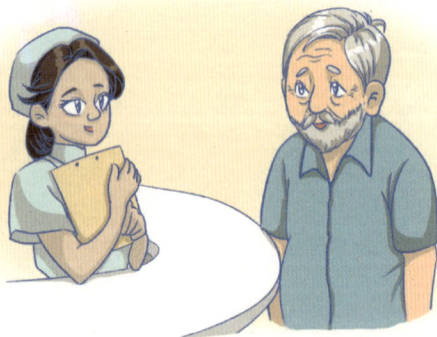

通，渐渐的，李大爷情绪好转，乏力、气短的症状也在缓解。

其实李大爷得的是心血管疾病和"心病"。当心血管疾病发生时，有近一半的患者伴有精神或心理障碍，常表现为抑郁和焦虑。在诊治过程中，一部分患者忽略了自己的抑郁焦虑情绪，也有一部分患者将自己的抑郁焦虑情绪说出后，没能得到医护的认可，导致了双心病的低识别率。

对于双心病，我们可以采用"脑心同治"的方法，让患者积极配合医生治疗心血管疾病的同时，改善患者抑郁焦虑状态，让"脑子"轻松快乐起来，更有利于心血管疾病的康复，获得良好的预后。

5

精英的烦恼

杨大哥今年 42 岁，是一位硕士生导师，他经常觉得心悸，偶尔伴有前胸疼痛，于是到医院就诊，经系统检查，诊断为室性早搏，高血压，血脂异常。询问后得知，因课题任务重，杨老师长期精神压力大，思虑重，又常常熬夜，所以睡眠质量差。开始有心慌症状时，认为是休息不好造成的，所以并未在意，随着

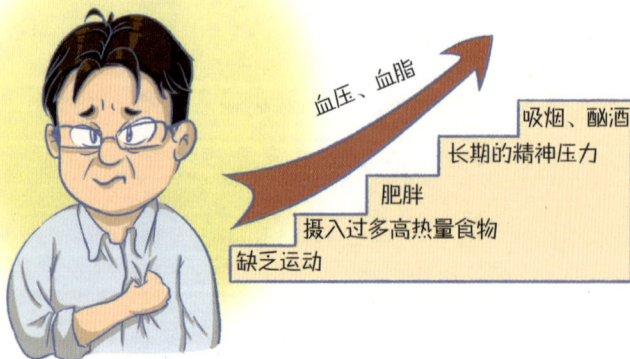

心慌症状发作愈加频繁，对工作生活造成了影响，才重视起来。

　　精神处于紧张状态时，会释放大量的去甲肾上腺素、肾上腺素等，会引起血管的收缩，血压的升高。长期处于精神紧张状态，会引发头晕、心律不齐等一系列的心脑血管疾病。所以保持良好的情绪，对心脑血管的健康有很大的益处。

6

公交车上的心悸

　　小明刚刚上了大学，生活充实却也忙碌。每天他都要搭乘公交车去上课，然后在图书馆学习。有一天，他上了公交车，突然感到心跳加速，呼吸急促，仿佛心脏要跳出胸腔一样。小明觉得自己好像要窒息了，

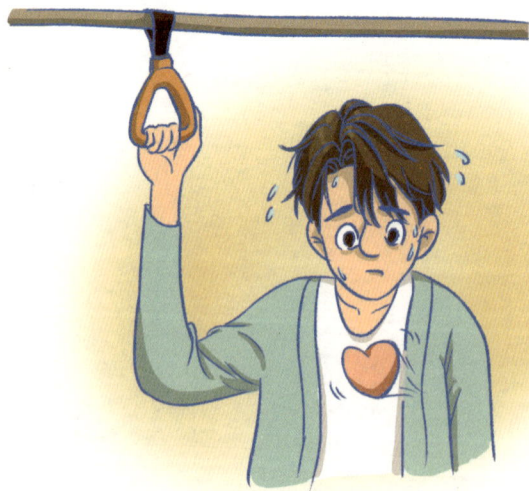

吓得他忍不住站起来，向司机求助。司机看到小明状况不对，立即将车停在了路边，帮助他打开车窗，让新鲜空气流进来。一位乘客也走上前来，告诉小明如何深呼吸，放松身体。慢慢地，小明的心跳逐渐平稳，呼吸也变得舒缓了。后来，小明去医院进行了检查，医生告诉他，他可能是经历了一次惊恐发作，也叫作"恐慌症发作"。医生解释说，这种症状可能和压力、焦虑有关，主要表现为心跳加速、呼吸急促等症状，但并不是真正的心脏问题。小明从医生那里得到了一些舒缓焦虑的方法，如深呼吸、冥想和锻炼等。他也开始学会更好地管理压力，保持良好的心理状态。

惊恐发作，是一种突然出现的极度焦虑和恐惧，伴随着生理症状如心跳加速、呼吸急促、胸闷等。这种症状通常与心理压力焦虑有关，但并不是真正的心脏问题。

第六章

"脑心同治"秘诀

合理膳食对心脑血管有何影响

如何健康饮食养心脑

少食多餐是关键

养心护脑，五谷杂粮怎样选

早睡早起心脑好

……

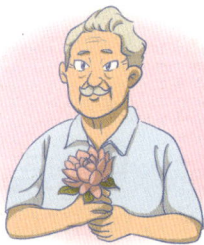

一、合理膳食养心脑

1

合理膳食对心脑血管有何影响

合理膳食对心脑血管健康有着重要的影响，合理的饮食和生活方式可以降低心脑血管疾病的发病风险。

（1）合理膳食可以降低血压。高血压是心脑血管疾病发生最常见的诱因之一。摄入过多的钠会导致血压升高，因此心脑血管疾病患者需限制食盐的摄入，并且摄入丰富的钾、镁和钙等矿物质，如水果、蔬菜、全谷类食物和低脂奶制品，有助于降低血压，减少心脑血管疾病的发生风险。

（2）合理膳食可以控制血糖。高血糖与心脑血管疾病的发生和发展密切相关。合理的膳食可以控制血糖，避免血糖过高或过低。而食用豆类、水果和蔬菜等低糖高纤维的食物，有助于维持稳定的血糖水平。

（3）合理膳食可以调节血脂。高胆固醇和高甘油三酯是心脑血管疾病的主要原因之一。心脑血管疾病患者日常生活中选择低脂肪、低胆固醇的食物可以降低血液中的胆固醇和甘油三酯水平，防止血液变黏稠，有助于血液流动，预防心脑血管疾病发生。

（4）合理膳食有助于控制体重。过度肥胖是心脑血管疾病发生的重要因素。心脑血管疾病患者日常生活中应该严格控制热量，选择营养均衡的食物，避免过度肥胖，降低心脑负荷，从而降低心脑血管疾病的风险。

中国居民平衡膳食宝塔（2024）

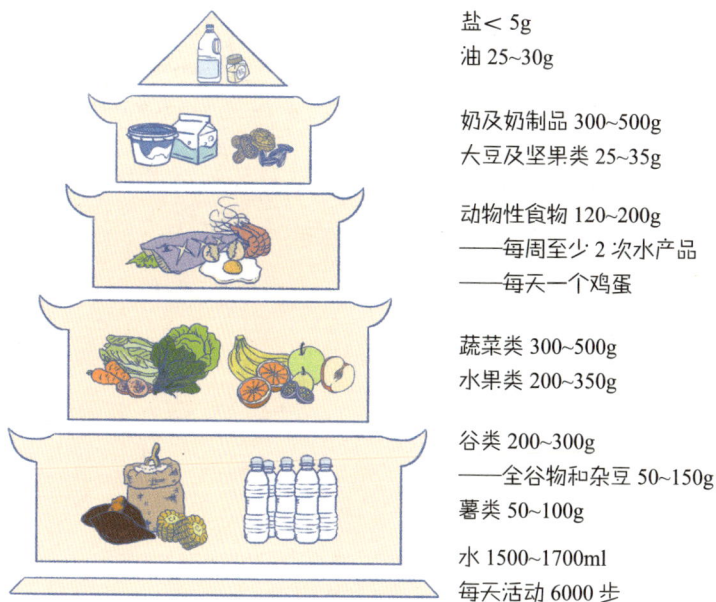

盐 < 5g
油 25~30g

奶及奶制品 300~500g
大豆及坚果类 25~35g

动物性食物 120~200g
——每周至少 2 次水产品
——每天一个鸡蛋

蔬菜类 300~500g
水果类 200~350g

谷类 200~300g
——全谷物和杂豆 50~150g
薯类 50~100g

水 1500~1700ml
每天活动 6000 步

2

如何健康饮食养心脑

　　健康饮食对心脑血管的健康至关重要。那么心脑血管疾病患者日常饮食要注意什么呢？

　　（1）心脑血管疾病患者应多摄入蔬果和全谷类食物。蔬果富含人体必需维生素、膳食纤维和无机盐，适当食用对心脑血管有诸多好处。建议每天摄入至少五份蔬果，包括各种颜色的水果和深绿色的叶菜。而全麦面包、玉米、高粱等全谷类食物富含纤维物质，有助于降低胆固醇和血压。

　　（2）控制饱和脂肪酸和胆固醇的摄入。高脂肪饮食会导致胆固醇升高，增加心脑血管疾病的风险。心脑血管疾病患者应多摄入健康脂肪和优质蛋白质，如沙丁鱼、鳟鱼、菠菜、甘蓝、坚果等食物。此外还需避免摄入过多的饱和脂肪和反式脂肪酸，如薯条、炸串、加工肉类等，有利于心脑血管的健康。

　　（3）合理控制糖和饮酒量也至关重要。高糖饮食会导致血糖升高，增加心脑血管疾病的发病风险。心脑血管疾病患者应减少食用高糖食物，如糖果、甜点和饮料等。此外饮酒量的多少也与心脑血管疾病密切相关，适度饮酒可以降低冠心病及中风的患病率，而过量饮酒同时会对心脑血管系统造成损害，因此心脑血管疾病患者宜适当饮酒，切不可贪杯！

3

少食多餐是关键

少食多餐顾名思义是指将每天的食物分成几个小份，分期进食，而不是三餐固定的大餐。这种饮食方式对心脑血管的健康有诸多好处。

（1）少食多餐可以帮助控制体重。通过将食物分成几个小份，可以有效控制卡路里的摄入量，避免过

定时定量

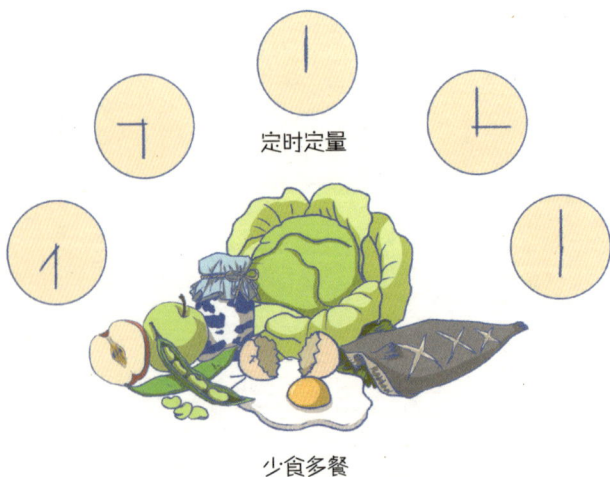

少食多餐

度饱食和暴饮暴食。这样可以减少体重增加的风险，防止肥胖和相关的心脑血管疾病的发生。

（2）少食多餐可以稳定血糖水平。当我们吃大餐时，血糖会迅速上升，然后迅速下降，导致能量峰谷起伏。而少食多餐可以使血糖稳定在适当的范围内，从而提供持续的能量供应，提高身体和大脑的工作效率，避免血糖过高或过低对心脑血管系统造成的损害。

（3）少食多餐有助于降低胆固醇和甘油三酯水平。研究表明，过度进食和三餐之间间隔时间过长会导致血脂异常，增加心脑血管疾病的风险。而少食多餐可以通过控制食物摄入量和减少胆固醇和脂肪的摄入来降低胆固醇和甘油三酯的水平，保护心脑血管系统的健康。

4

养心护脑，五谷杂粮怎样选

（1）心脑血管疾病患者日常生活中应选择全谷类食物如小麦、燕麦、玉米等。这些食物都含有丰富的膳食纤维、无机盐，以及人体必需的维生素，能有效预防心脑血管疾病的发生。而在购买时，应尽量选购未经过精加工的全谷类产品，如糙米、糙麦、全麦面包等，以确保食物中的营养成分完整，效果更佳。

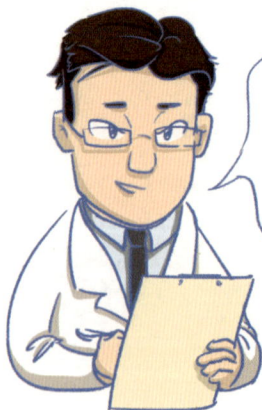

多吃各种粗粮、杂粮；
多吃各种新鲜蔬菜和水果；
经常食用大豆与豆制品；
适当食用畜、禽、鱼、肉制品及鸡蛋。

（2）除了主食外，杂粮的选择也很重要。常见的五谷杂粮有小米、黄豆、红豆、绿豆、黑豆、薏仁、玉米等。这些杂粮富含植物蛋白、膳食纤维和各种微量元素，有助于调节血糖和血脂水平，防止心脑血管疾病的发生。可以根据个人口味和需求选择相应的杂粮进行搭配，比如将小米、红豆、黑豆等混合煮成粥，或者用黄豆、绿豆等制作豆浆，都是不错的选择。

（3）需要注意适量摄入。虽然五谷杂粮有很多好处，但也不可过量摄入。根据个人的体质和需求，适量摄入五谷杂粮，控制总能量和营养摄入的平衡。如果存在特殊情况或慢性疾病，还应咨询专业医生或营养师的建议。

二、规律作息安心脑

1
早睡早起心脑好

　　林伯伯已经快七十岁了，虽然他身体还算健康，但最近几年他总是被一些健康问题所困扰，比如高血压、心脏病等。这些疾病让林伯伯非常担忧，他开始四处寻找方法来改善自己的健康状况。在一次社区聚

养成良好的作息习惯

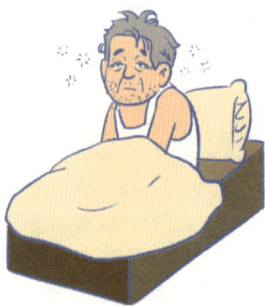

6:30 起床

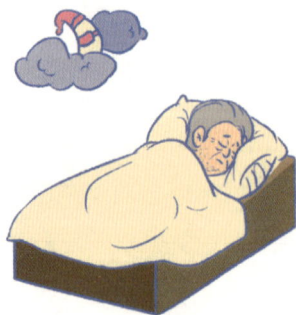

21:30 睡觉

会上，他遇到了一位年轻的女医生，这位医生在询问了林伯伯的相关症状后，给他提供了一个重要的建议：早睡早起。女医生解释说，大多数人都处在亚健康的状态，而改善亚健康状态的最好方法并不是去医院，而是注意日常的饮食和作息习惯。而早睡早起可以改善人体的生物钟，使身体的各个器官得到充分的休息和修复。对于心脑血管疾病的患者来说，充足的睡眠可以降低血压和心率，减轻心脏的负担，从而降低心脑血管疾病的风险。林伯伯听了女医生的建议后，决定开始尝试改变自己的作息习惯。每天晚上九点半，他会准时上床睡觉，而在第二天早上六点半，他便会起床进行晨练。这样的作息习惯持续了一个月后，林伯伯的身体状况开始有所改善。他发现自己的血压和心率都明显的降低了，而他的精神状态也变得更加饱满。不仅如此，他的免疫系统似乎也得到了提升，因为他发现自己这段时间很少感冒了。林伯伯深刻体会到了早睡早起的好处，他不仅感到自己的身体变得更加健康了，还发现自己的心情也变得更加愉快了。由此可见早睡早起对心脑血管有诸多好处。

2

良好睡眠是良药

　　良好的睡眠，就像一剂良药，能为我们的心脑血管带来显著的益处。当我们沉入梦乡时，身体会逐渐放松，心灵得以休息，这为我们的心脑血管健康提供了重要的保障。

　　（1）良好的睡眠有助于降低心脑血管疾病的风险。在深度睡眠时，我们的心率和血压都会有所下降，心

良好的睡眠

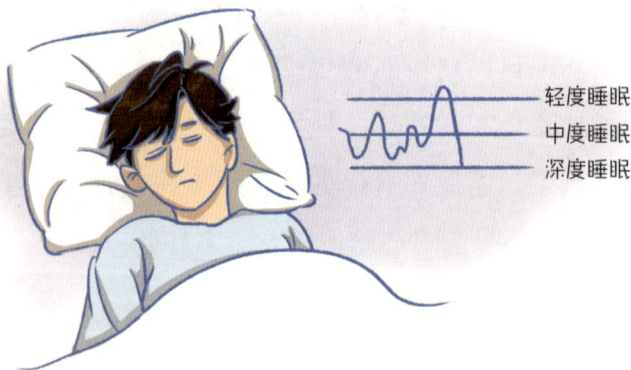

轻度睡眠
中度睡眠
深度睡眠

脏得以充分休息。这样，我们的心脏就能在第二天充满活力地为我们工作，降低心血管疾病的风险。

（2）良好的睡眠对心脑血管疾病有显著的预防作用。研究发现，长期睡眠不足或失眠的人更容易患上高血压、心脏病、中风等疾病。而良好的睡眠则可以帮助我们调节内分泌，维持身体的正常代谢，增强免疫力，从而有效预防心血管疾病的发生。

（3）良好的睡眠还可以改善心脑血管的健康状况。当我们进入深度睡眠时，身体会释放出"幸福荷尔蒙"——内啡肽，它能够舒缓我们的身心，缓解压力和焦虑。这对于那些患有心脑血管疾病的人来说尤为重要，因为压力和焦虑可能会导致病情恶化。

值得注意的是，良好的睡眠并不是一种奢侈品，而是我们每个人都应该享有的权利。它可以帮助我们保持愉快的心情，提高工作效率，更重要的是，它可以保护我们的心脑血管健康。同时，我们也要注意睡眠质量的提高，如保持安静的睡眠环境、睡前避免过度兴奋等。通过这些方法，我们可以确保自己获得充足的睡眠，从而有效地预防心脑血管疾病的发生。

3

熬夜伤心亦伤脑

熬夜，似乎已经成为现代生活的一部分。晚上加班，深夜追剧，或者和朋友一起开怀畅聊，都是让人难以抵挡的诱惑。然而，这些看似微不足道的小事，却对我们的身体和健康造成了不小的影响。

（1）熬夜会对我们的心脏造成负担。当我们在熬夜时，心脏需要额外的工作来维持身体的运转。这就像让一个已经疲劳的人继续工作一样，长此以往，心脏会因为过度劳累而受到损害。同时，熬夜还可能引发血压升高，进一步增加心血管疾病的风险。

（2）熬夜也会对大脑造成伤害。当我们处于睡眠状态时，大脑会进行自我整理和修复。然而，如果我们在应该睡觉的时间选择清醒，大脑就不能完成这些重要的任务。这不仅会影响我们的思维能力和记忆力，还可能引发情绪问题，如焦虑和抑郁。

（3）熬夜还会对我们的免疫力产生负面影响。当我们处于睡眠状态时，身体的免疫系统会进行自我修复和更新。但如果我们熬夜，不仅会使我们更容易受到感染，还可能增加患癌症和其他疾病的风险。

为了保护我们的心脏和大脑健康，应该尽量避免熬夜。即使有时熬夜是不可避免的，也应该尽可能缩短熬夜的时间。同时，我们还应该注意保持良好的生活习惯，如定期锻炼，保持健康的饮食和良好的睡眠质量。

保护好血管和心脏

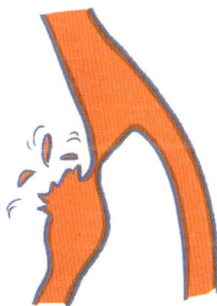

血管是人体的管道，运输着全身的血液

熬夜会使血压升高、血管收缩

血管

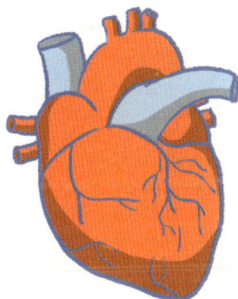

心脏是人体的"电源"，熬夜会造成心肌缺血、心律失常，严重时会诱发心肌梗死

心脏

三、调畅情志稳心脑

1

情绪——无形的杀手

　　李大爷是个球迷，酷爱篮球。一天，因为看球气得大骂。当时就感觉心跳加快，血往头上涌。之后更是睡不好觉，吃不好饭。到医院就诊，医生详细问了

情绪对身体有不良的影响

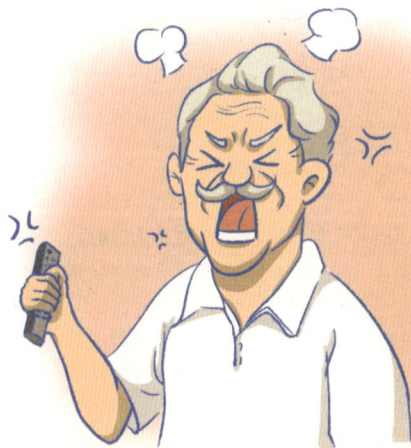

原因，做了相应的检查发现李大爷是因为情绪激动而导致的高血压。医生跟李大爷交流谈心，开导李大爷。果然出院后李大爷调整了心态，每天跳广场舞、唱歌以平和心态，去看球就没有再发病。由此可见情绪对身体健康真得非常重要。心情舒畅不仅能够缓解压力和紧张情绪，而且有助于心脏的健康和稳定。通过调畅心情，可以增强心理适应能力，减少心脑血管疾病的发生。

2

愤怒是一个无形的刺客

众所周知，刺客是杀人于无形的。我们的身体其实就会被一种看不见摸不着的东西影响，它就是愤怒。那么愤怒到底怎么影响我们呢？用简单的话讲就是愤

愤怒对身体有严重的伤害

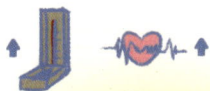

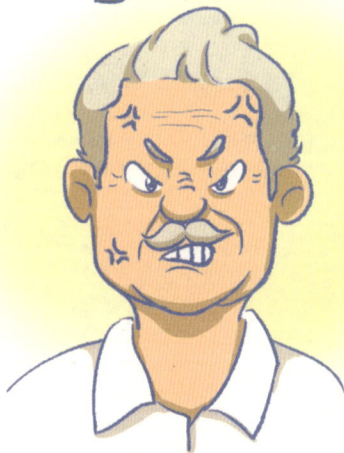

怒激发了我们身体的一种叫应激激素的力量。这种力量十分可怕，如果控制不好就会对我们的身体造成严重伤害。当然如果我们控制好情绪、管理好愤怒。我们也会收获很多好处，比如降低血压、改善睡眠质量、提高免疫力等。因此，我们应该保持积极健康的心态，始终处于一种情绪稳定的状态，从而维护心脑血管健康，延长我们的寿命。

— 3 —

人体天然的良方

一个好的心态，积极乐观的心情对身体健康是非常重要的。现代社会中，很多人都面临着巨大的压力和挑战，从而产生了焦虑烦躁的情绪。这些负面情绪可能会影响心脑血管疾病的发展。然而，通过保持积极乐观的心态，我们可以有效地预防和管理这些疾病。

（1）积极乐观的态度可以减轻压力。研究表明，长期处于压力状态下的人更容易患上心脑血管疾病，如高血压、心脏病和中风。积极乐观的人往往也能够更好地应对压力，调节自己的情绪，通过积极的态度来缓解压力，保护心脑血管的健康。

（2）积极乐观的态度有助于提升免疫系统功能。研究发现，忧虑和消极情绪会降低免疫系统的功能。免疫系统的健康与心脑血管疾病的发展有着密切的关系。因为当免疫力下降时，身体更容易受到炎症和氧化应激等因素的损害，从而增加了心脑血管疾病的风险。

（3）积极乐观的态度还有助于保持健康的生活方式。乐观的人往往更注重自己的健康，喜欢锻炼并且愿意坚持健康的饮食习惯，远离那些危险的致病因素。适量的锻炼可以提高心血管功能，降低血压和胆固醇水平，减少心脏病和中风的风险。而健康的饮食可以提供足够的营养物质，帮助维持血管的弹性和稳定，从而降低心脑血管疾病的风险。简单地说就是心态好的人，往往更重视健康。越重视健康就越能远离疾病。因此我们应该用好与生俱来的"良方"，提高我们的幸福指数。

保持积极乐观的心态

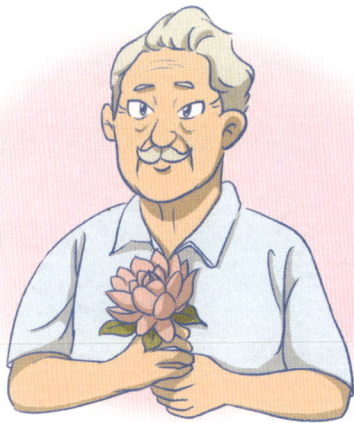

四、适当运动助心脑

　　说了这么多导致心血管疾病的原因，那么我们该如何去应对呢？其实很简单，就是老生常谈的运动。那我们如何科学合理的运动呢？首先我们要了解心脑血管疾病患者适合做什么运动。作为心脑血管疾病患者，平时要合理有效地安排运动时间和控制运动量，选择适宜的运动方式。例如散步、慢跑、骑自行车等。那接下来简单地介绍一下该怎样科学合理的进行这些运动。

心脑血管患者适宜散步

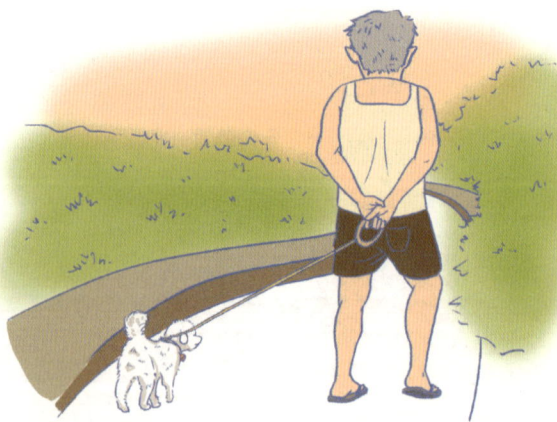

散步

对于心脑血管疾病患者来说，散步是比较适宜的，但不宜饭后马上走，建议饭后 30 分钟后再开始散步，以免增加胃的负担，从而避免发生胃下垂的危险，也可以有效地预防二次伤害的发生。

慢跑

慢跑能够很好地预防心脑血管疾病的发生，不仅可以改善睡眠，还能调节心肺功能，每天坚持 30~60 分钟的慢跑，有助于血管收缩功能增加，提高睡眠质量，同时还可以增强免疫力，防止心脑血管疾病的发生。

骑自行车

骑车属于有氧运动，每次骑行建议在 5~10 公里之内，每周骑行 3 次即可，这样能有效增强心肺功能，提高身体素质。

1

每天做体操，身体会更好

在日常生活中，人们往往会在早晨起床后出现昏昏沉沉，不太清醒的状况。因此对于普通人，特别是患有心脑血管等慢性疾病的人群，在早晨起床后做一做养身保健操，是很有益处的，可以起到提神醒脑、强心健体的作用。

第一种方法深呼吸排浊气。保持站立位，尝试做深吸气、长呼气的动作，每次频率一致，力度适中，保证呼吸的气流匀畅。这样反复坚持做有助于改善心脏和大脑的供血供氧，并且能够适当排出心肺的浊气，达到护心醒脑的目的。

第二种方法是双手握空心拳，用一只手捶胸前部位，另一手捶后腰背，与此同时配合原地踏步走，注意保持均匀的速度，不宜过度用力，以感到舒适为宜。这样坚持做有助于促进全身的血液循环，并且能够改善大脑的供血供氧，达到强心护脑的作用。

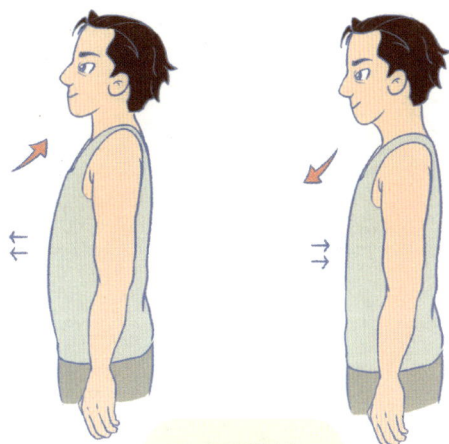

深呼吸排浊气

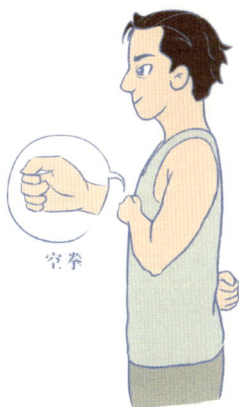

空拳

一手捶胸，一手捶腰

2

什么锻炼可能会伤人

每天运动 1 个小时通常有利于身体健康，还具有一定减肥的效果。但每天运动 1 个小时对于体质较差的，或有心脑血管等慢性疾病的人而言，反而会加重原发病。因此在日常生活中，应该根据自身情况，选择合适的运动方式以及运动时间，避免对身体健康造成不利影响。

锻炼要量力而行

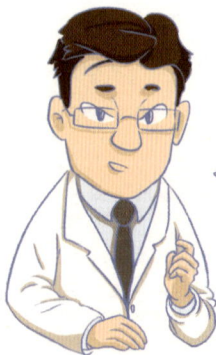

要量力而行哦
适合自己的最重要！

　　首先我们不否认每天适当运动 1 个小时对身体有好处，能够在一定程度上加速体内的血液循环和新陈代谢，加快体内毒素以及废物的排出。同时能够增强心肺功能，有利于增强自身体质，还能燃烧掉堆积在体内的脂肪以及消耗过多的热量，从而具有一定的减肥作用。

　　然而凡事都有两面性。如果是先天体质差、不经常锻炼的，或者是患有某些疾病的人群，每天运动 1 个小时，可能会对身体造成一定的副作用。如每天快跑 1 个小时，可能会对关节造成慢性磨损，导致关节软骨损伤或肌肉损伤。特别是对于本身存在心脏疾病的人群，在运动 1 个小时的过程中，如果运动过量或运动不当，可能会加重心脏的负担，容易引起胸闷、心慌等症状，不利于身体健康。我们日常生活中见过不少健身达人和体育爱好者因为不正确的锻炼方法而导致了悲剧的发生。所以我们要树立正确的养生观、锻炼观。遵循四时变化、阴阳调和、顺应自然。这样才能使锻炼有意义，从而达到延长寿命的效果。

五、四时养生调心脑

1

怎样"春捂"捂心脑

"春捂"是说春季气温刚转暖，要多保暖，不要过早脱掉棉衣，这样做对保护心脑，避免寒冷刺激血管有很大的帮助。

春天要保暖

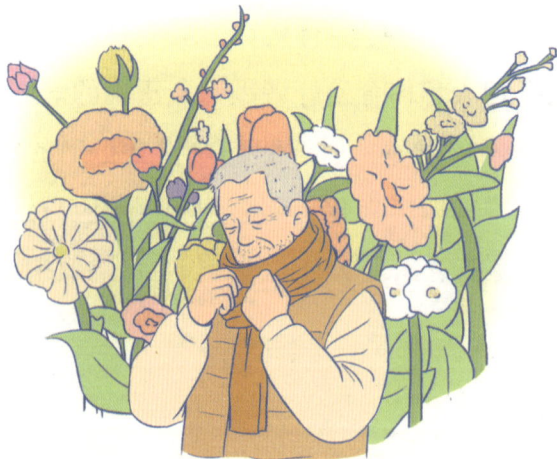

　　由冬季转入初春，乍暖还寒，早晚温差大，气温变化幅度较大，是心脑血管疾病的高发季节。特别是免疫力低的中老年人，如果未注意气温变化，过早地脱掉棉衣，而且不注重保暖，一旦温度降低，很容易诱发心脑血管疾病。

　　而且，因为过早脱掉棉衣受凉了，容易让机体免疫力下降，外界邪气趁虚袭击机体，也容易引发各种感冒、急性支气管炎、肺炎等呼吸系统疾病等。因此要适当春捂保暖，保护心脑血管，但也不意味着整个春季一直不减少衣服。春捂的意义在于适应气温变化、随时调整增减衣物。

2

夏天为何要养心脑

夏季天气炎热，中医讲夏季对应五行中的火，而与火对应的五脏是"心"，所以中医讲夏季养生的关键在于养"心"。此外，夏季特别容易造成出汗过多，而"汗为心之液"，所以过多的出汗会导致心液受损，累及心脏正常的生理功能。

夏天要养"心"

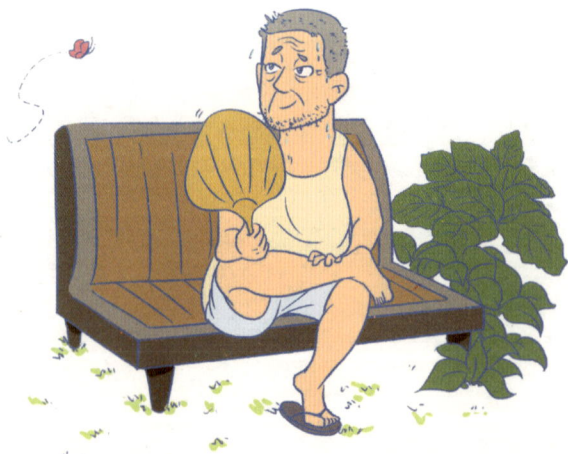

（1）夏季多汗，汗为心之液，暴汗出则心阳不足，心气涣散。因此便有了"夏调心"的养生学说。因此夏季养心脑，当以敛汗为主。此外，也要注意夏季的饮食养生，以补充心液，养心护心，使心气充沛。

（2）夏天的高温环境容易让人产生疲劳、焦虑、易怒等不良情绪。研究显示，心情愉快和积极心态有助于心脑健康。因此，在夏天养心脑也包括调整自己的情绪和心态，保持良好的心理状态。可以通过参加户外活动、锻炼身体、与亲友交流等方式来放松心情，减轻压力。

3

"秋冻"是如何护心脑的

"秋冻"指秋天气温转凉之际，不要立刻穿过厚的衣物，可以适当冻着点，需要根据气温变化，及时调整衣物，避免心脑血管疾病的发生。

（1）秋天是夏天的延续，八月入秋，天气本应该转凉，但现实生活中 8 月中下旬甚至九月初，气温与

秋天要适应气温的变化

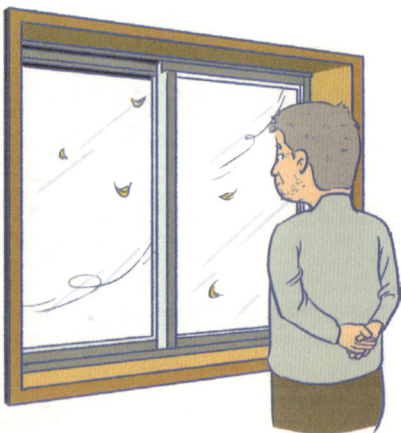

夏天并没有太大区别，甚至还有"秋老虎"的说法。但入秋以后，早晚温差较大，体弱多病的人，特别是心脑血管疾病的患者，需要及时增添衣物，做好保暖措施，避免着凉。

（2）"秋冻"主要是为了让人们提前适应气温的变化，防止血管突然收缩或舒张造成血管损伤，诱发心脑血管疾病。对于体质较弱或患有慢性心脑血管疾病、呼吸疾病的患者，在日常生活中除及时增加衣物外还需加强营养提高免疫力，避免疾病的发生。

4

冬季心脑血管疾病高发，应注意什么

冬季为什么是心脑血管疾病的高发期？又该如何防护呢？

（1）心脑血管疾病好发于冬季，是由于冬季外界温度下降使人体的血管收缩。而毛孔关闭也会减少热量外泄，进而引起血压升高。

冬季是心脑血管疾病高发期

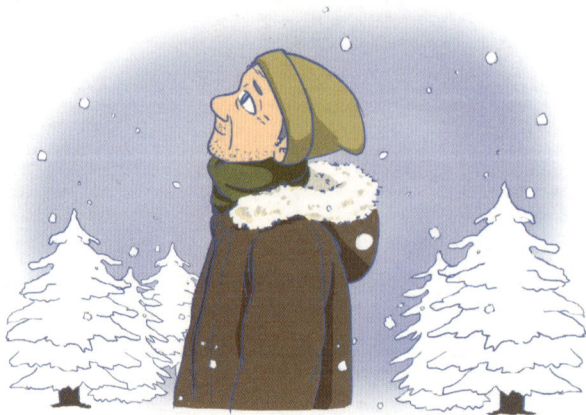

（2）寒冷时人的活动量减少，代谢水平降低，心脑的血流量也相对较少，因此容易发生心脑血管疾病。对于心脑血管疾病的患者来说，冬季保暖至关重要，特别是头颈部的保暖。其次，保持适量的户外活动，冬季可以选择一些室内运动，如瑜伽、太极、跳舞等，以促进血液循环。同时应避免长时间久坐不动。

（3）健康合理的饮食对预防发生心脑血管疾病有重要意义。冬季避免吃得过饱，饮食以清淡为主，多食用优质蛋白，多吃新鲜绿叶蔬菜、水果等，适当摄入五谷杂粮，均有助于避免冬季心脑血管疾病的发生。

六、传统疗法护心脑

1

中医——无穷的财富

　　小陈同学家庭条件不太好，导致营养不良，由于长得瘦弱小时候还常被同龄孩子嘲笑欺负。这让陈同学非常得伤心自卑。但恰巧的是陈同学家旁边有一家中医诊所，医生偶然看到陈同学偷偷抹眼泪，于是就询问陈同学，了解情况后，开始教陈同学太极拳和八段锦，并且根据陈同学的情况合理系统地给出营养建议。最开始陈同学是十分抗拒的，认为这些是花架子。但值得称赞的是陈同学坚持了下来。经过 2 年规范的、系统的练习加上合理的饮食。小陈发现自己不一样了。以前自己上课坐时间长了都头晕、食欲也不好。但现在不一样了，胃口也好了，也不心慌气短了。以前帮父母拎点东西都直喘气，现在却脸不红心不跳的。亲朋好友也大感意外，都在问是怎么办到的。陈同学开

八段锦

一、两手托天理三焦

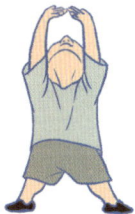

二、左右开弓似射雕

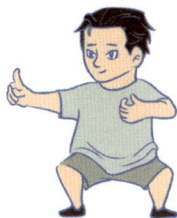

三、调理脾胃臂单举

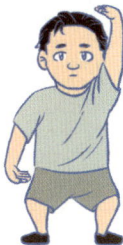

四、五劳七伤往后瞧

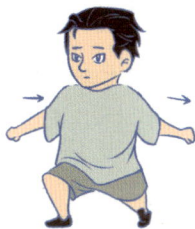

五、摇头摆尾去心火

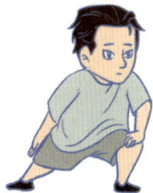

六、两手攀足固肾腰

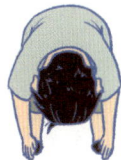

七、攒拳怒目增气力

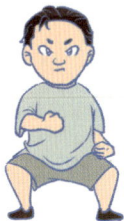

八、背后七颠百病消

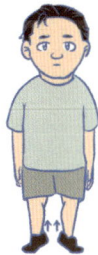

心地说是中医改变了我。现在陈同学越来越相信中医了，也越来越重视身体的保健。其实这个故事体现了中医预防保健的特色和优势。太极拳和八段锦是中医的传统功法，具有良好的保健作用，坚持做可以强健体魄，养心护脑。打太极拳和八段锦通过疏通经络，调节全身气血，使身体可以抵御各种疾病，从而可以达到延年益寿的效果。不仅如此，在日常生活中，适当打打太极拳，有助于舒展肢体，提高机体的血液循环和氧气供应，从而可以增强机体的抵抗力和免疫力，促进诸多慢性疾病的康复。

2

巧用几个穴位护心醒脑

心脏是人体很重要的器官,平时可以通过按揉穴位,来保护心脏,提神醒脑。

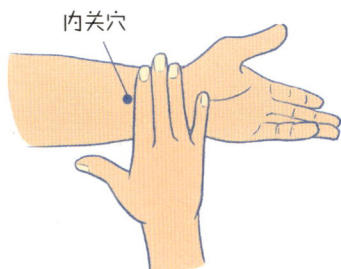

内关穴

（1）内关穴。该穴在前臂掌侧,腕横纹上2寸,两肌腱之间,可左右手交替按揉此穴位,有助于疏通气血,调养心脏。

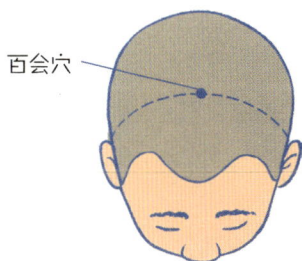

（2）百会穴。该穴位于两耳尖连线中点处,即头顶正中,由于该穴总督全身阳经,统领一身之阳气,所以经常按揉百会穴,能够升提阳气,使全身气血上达于脑,起到提神醒

百会穴

脑的功效。具体手法为将拇指放于该穴处，轻轻按揉1分钟左右。

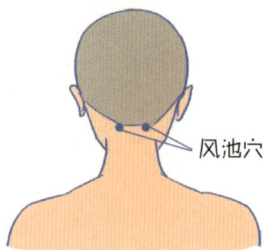

风池穴

（3）风池穴。位于颈部，在枕骨之下，与风府穴相平，按揉风池穴能够起到提神醒脑，缓解头痛的作用。此外天气转冷后，脖颈部缺少衣物保护，易受风寒，多按摩风池穴可以帮助颈椎避免因受凉而活动受限。具体手法为用双手拇指放在枕骨下方穴位处，拇指轻轻按揉风池穴，可按摩1分钟左右，以感到舒适为宜。

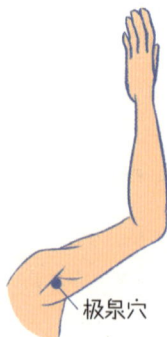

极泉穴

（4）极泉穴。该穴位于腋窝中央，也是腋动脉搏动处。当出现心悸、胸闷、气喘等症状时，按压该穴位，有助于缓解不适，对心脏起到保护作用。

3

心脑血管疾病患者适合做推拿按摩吗

　　心脑血管疾病的患者是可以适当做推拿按摩的。推拿按摩治疗可以起到缓解身体疲劳、促进血液循环的作用，对于心脑血管疾病的患者来说，能够在一定程度上改善病情。

　　心脑血管疾病患者平时可以用双手轻轻按揉头部，如果配合风府、天柱、天池穴，可疏通头部经络，调

调畅气机

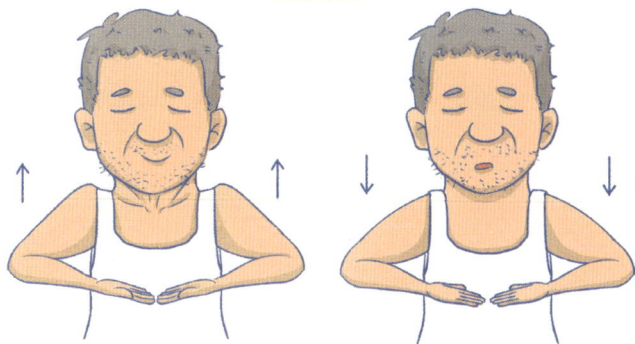

畅气血，升提阳气，疏风解表，还可达到提神醒脑的
目的。

心脑血管疾病患者还可以将两手掌放在胸前，深
吸气，然后再缓慢吐出，并配合双手往下缓慢推摩至
小腹部，循环往复，可达到调畅气机，疏肝解郁，理
气调血的功效。

此外，心脑血管患者还可用双手互相拍打手臂和
下肢的两侧，因为这是人体经络循行的部位，可以通
过拍打经络，调节气血、通经活络。还可以按揉内关、
神门、合谷等穴位，以达到防治心脑血管疾病的作用。

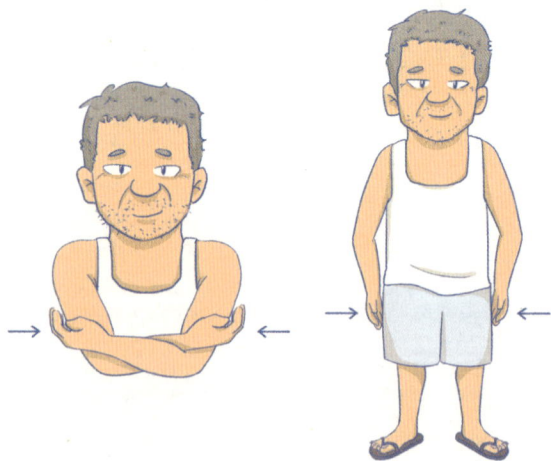

拍打手臂和下肢两侧

4

怎样艾灸才能保心护脑

心脑血管疾病发病率逐年攀升，已经成为危害人体生命健康的重要原因。日常生活中可以通过艾灸疗法，温经散寒，调节全身气血，对改善症状有较好的效果。

（1）神阙穴。即腹部肚脐，又名脐中，是人体任

神阙穴

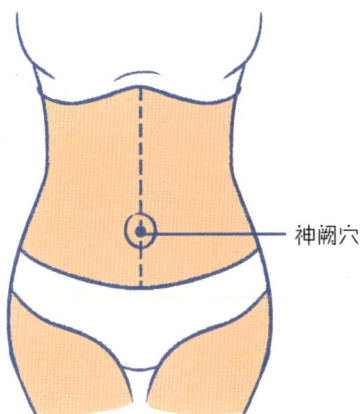

神阙穴

脉上的要穴，常灸有温中散寒，行气调血之用，而且取穴十分方便，便于操作。

（2）内关穴、劳宫穴、太冲穴。常按有助于减少血管堵塞的概率，促进血液流动，达到预防心脑血管疾病的目的。而且对于心脑血管疾病的康复和治疗，也能有效改善症状，减少复发。

内关、劳宫、太冲穴

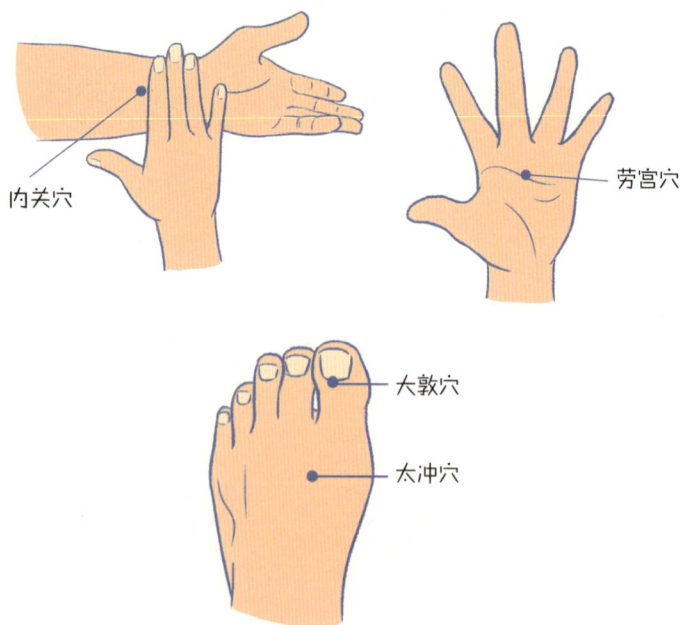

内关穴

劳宫穴

大敦穴

太冲穴

5

心脑血管疾病患者可以药浴吗

现代生活节奏快，泡浴能够很好地放松身心，缓解一天的疲劳。而中医药浴有助于调畅气血，调节阴阳，对身体有很好的作用。但药浴虽好，却并不适合所有人。

患有心脑血管疾病的人群，不要经常的泡浴，而且泡浴时间也不宜过长。这是因为在泡浴的过程中，

泡浴时间不要过长

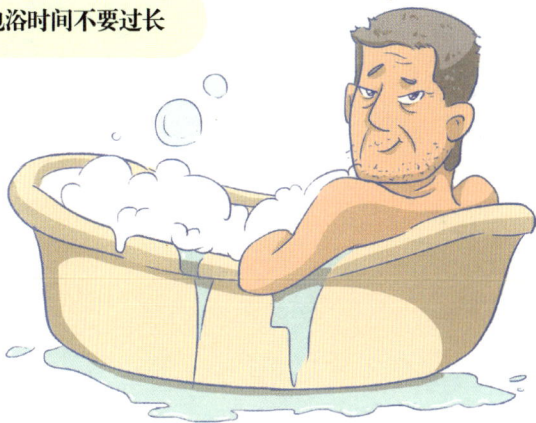

温度升高，毛孔张开，容易导致汗出增多，体液丢失，而且皮肤血管充分扩张，也容易引起大脑缺血而出现眩晕等不适症状。

患有心肺功能不全、冠心病、高血压、脑血栓的患者更要注意。如果药浴，应以接近体温的药液沐浴，并有家人或医护人员陪护，且沐浴时间不宜过长。

如果泡药浴温度过高，容易引起眩晕晕厥等不适症状。因此在洗浴后，要缓慢起身，让身体逐渐适应外界温度，避免出现不适。如泡药浴时出现胸闷、心慌、口渴、口干，可适当饮水补充水分，若有严重不适，应立即停止药浴，并及时就医。

趣味
活百岁

"脑心同治"理论的
临证感悟

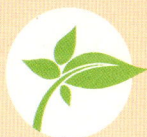